普通高等医学专科院校"十二五"规划教材

护理沟通与礼仪

主　编　郭　飐

副主编　张　飐　苏银利

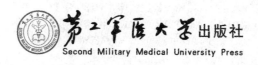

第二军医大学出版社
Second Military Medical University Press

内 容 提 要

全书分为上、下两篇,共八章。上篇主要介绍护理沟通与礼仪的基本概念、基本原则、基本方法等相关知识,包括绪论、护理实践中的沟通技巧及护理实践中的礼仪规范;下篇则主要介绍护理沟通与礼仪知识在具体护理情境中的应用,包括临床护理中的沟通与礼仪、社区护理中的沟通与礼仪、预防保健中的沟通与礼仪、精神心理护理中的沟通与礼仪及临终关怀中的沟通与礼仪。

本书适合高职高专护理、助产专业教学使用,也可作为临床护士学习的参考用书。

图书在版编目(CIP)数据

护理沟通与礼仪/郭飚主编. —上海:第二军医大学
出版社,2012.8
ISBN 978 - 7 - 5481 - 0442 - 1

Ⅰ. ①护… Ⅱ. ①郭… Ⅲ. ①护理学—公共关系学
②护理—礼仪 Ⅳ. ①R47

中国版本图书馆 CIP 数据核字(2012)第 136864 号

出 版 人　陆小新
责任编辑　王 勇

护理沟通与礼仪
主编　郭 飚
第二军医大学出版社出版发行
http://www.smmup.cn
上海市翔殷路 800 号　邮政编码:200433
发行科电话/传真:021 - 65493093
全国各地新华书店经销
江苏句容排印厂印刷
开本:787×1092　1/16　印张:13　字数:273 千字
2012 年 8 月第 1 版　2013 年 12 月第 3 次印刷
ISBN 978 - 7 - 5481 - 0442 - 1/R·1235
定价:29.80 元

前　言

　　根据国家教育部、卫生部高职高专培养目标的要求,为了适应 21 世纪培养高端技能型护理人才的需要,针对护理工作对护士专业素质和能力的要求,我们与行业专家共同组成课程小组,组织和编写了《护理沟通与礼仪》这本教材。

　　《护理沟通与礼仪》是一门护理专业公共素质课程。其任务是为了培养护理专业学生的职业素养,提高学生的专业核心能力,使护生既能拥有良好的精神面貌和文化修养,姿态自然大方,护理技能操作娴熟轻柔,又擅长使用礼貌、适宜的语言和非语言技巧,按礼仪行事,礼貌待人,工作中处处尊重患者的人格和隐私,从而在"以人为本"的护理理念指导下,在临床护理实践中更好地运用沟通技巧促进有效的护患沟通,满足服务对象生理、心理和治疗的整体需要。

　　本教材根据护理岗位特点和职业能力的需求分为上、下两篇。上篇主要介绍护理人际沟通和护理礼仪中的基本概念、基本知识、基本方法;下篇则围绕上篇的知识点创设真实的护理情境,设计基于真实护理工作过程的案例和任务,通过案例载体和角色扮演,提高学生的沟通能力,形成规范的护理礼仪修养,实现护生向护士的角色转换。本教材适合高职高专护理、助产专业教学使用,也可作为临床护士学习的参考用书。

　　本教材的创新点有:

　　1. 融合人际沟通、护理礼仪、护理美学三门课程,将护理临床的人文、伦理、社会和生命科学的知识点进行有效结合。

　　2. 以案例为载体,以护理工作岗位(临床护理、社区护理、预防保健、精神心理护理、临终护理等)为框架,以护理工作方法(提出问题—分析问题—解决问题)为主干编写教材结构,着力体现思想性、科学性、启发性、实用性。

　　3. 设计及编写的理念是以问题为基础,以学生为主体,以教师为主导的启发式教育,以提高学生的沟通能力和礼仪修养为教学目标,强调把学习设置到真实的、有意义的问题情景中,通过学习者的自主探究和合作来解决问题,从而学习隐含在问题背后的科学知识,形成解决问题的技能和自主学习、终身学习的能力。

　　在教材编写过程中,广州军区总医院、长沙岳麓区望月湖社区卫生服务中心以及湘潭市精神卫生中心等卫生服务机构的行业专家给予了大力支持和耐心指导;也得到了湘潭职业技术学院 2011 级护理专业学生陈东德(男)、谭平(女)、危瑶(女)的大力支持,完成了各种礼仪规范的图片演示,为所有学习者提供了宝贵的借鉴;张梓涵小朋友母女也为婴儿抚触图片的展示友情客串；同时编者们还参考和引用了大量有关人际沟通与护理礼仪方面的书刊和文献，谨在此一并致以诚挚的谢意！

尽管我们在护理人际沟通与护理礼仪的教学和实践中积累了一定的经验，但是由于编者水平所限，难免存在疏漏和不足之处，敬请广大专家、同行和读者指正。

编　者

2012 年 4 月

目　录

上篇 护理沟通与礼仪的相关知识

护理沟通能力与护理礼仪是高职护理教育培养高素质人才所必备的专业素质内容,既是护理工作者在进行医疗护理工作和健康服务中所遵循的行为标准,也是护士素质、修养、行为、气质的综合反映;既是护理工作者修养素质的外在表现,也是护理人员职业道德的具体表现。因此,本篇主要为护生介绍护理人际沟通和护理礼仪中的基本概念、基本知识和基本方法。

第一章 绪 论

1) 复述人际关系、人际沟通、礼仪、护理礼仪等概念。

2) 简述人际关系的特点、影响人际关系的因素、沟通的要素、沟通的类型。

3) 理解人际关系与人际沟通的关联性。

4) 理解各种护理人际关系及其影响因素。

5) 简述礼仪的特点、礼仪的原则、礼仪的范畴。

6) 简述护理礼仪的修养要求。

7) 能基本化解各种护理人际冲突,促进护理人际关系的和谐。

8) 综合素养良好,护理人际关系和谐,医护、护患、护际、护属沟通有效。

护士在护理服务的工作过程中,由于其工作性质、职能范围等方面的特点,需要与健康或患有各种身心疾患的服务对象、服务对象家属、医疗保健机构的其他医务人员建立各种人际关系,并进行有效沟通,因此沟通能力被确定为护士的核心能力之一;同时,随着医学模式的转变,礼仪已成为医院文化的重要组成部分,随着医疗市场日益激烈的竞争,护理礼仪作为技术服务的附加服务,也越来越受到社会的关注。

第一节 人际关系与人际沟通

一、人际关系

人际关系是指在一定社会条件下,人们在相互认知、情感互动和交往行为中形成和发展起来的人与人之间的相互关系。

（一）人际关系的特点

人际关系的主要特点包括社会性、复杂性、多重性、多变性和目的性。

1. 社会性

人是社会的产物,社会性是人的本质属性,人际关系的变化是由社会关系的变化所决定的,因此社会性是人际关系的基本特点。

2. 复杂性

人际关系的复杂性是由社会关系的复杂性所决定的,体现在两个方面:一方面,人际关系是多因素的综合,且这些多因素是不断变化的、动态的;另一方面,人际关系以心理活动为基础,因此它还具有个性化特征。

3. 多重性

人际关系的多重性主要指人际关系具有多角色的特点。一个人在社会交往中扮演多种不同的角色,如:在学校扮演学生的角色,在家中同时扮演着女儿、姐姐(妹妹)、妻子的角色等;在工作场合还可扮演护士、助产士等多种角色。

4. 多变性

人际关系往往会随着年龄、环境、条件等因素的变化而变化。一个人从出生起,要经过婴儿、幼儿、少年、青年、成年、老年等生命阶段的发展过程。在此过程中,由于人在发生变化,人际关系也会随之发生变化。

5. 目的性

在人际沟通以及人际关系的建立和发展过程中,均具有不同程度的目的性。

(二) 建立良好人际关系的意义

良好的人际关系有助于满足个体多方面的心理需要,如安全、自尊、爱和归属等方面的需要。不良的人际关系则会使人感到压抑、紧张、孤独或寂寞。在生活中,每个人都需要他人的关心、尊重、信任、支持、接纳、喜爱甚至是依靠,这些基本的需要如不能得到满足,常会导致心理紧张,影响身心健康。其次,良好的人际关系可使人保持愉快的心情。家庭和睦、同事友好、邻里互助,会使人精神愉快,心情舒畅,否则你争我斗、关系紧张,极易产生压抑、郁闷、焦虑、烦躁等情绪状态,长此以往身心健康必受损害。此外,良好的人际关系还可以提供有效的心理支持。人们遇到了烦恼或挫折,需要他人的支持与帮助,理解和信任,良好的人际关系正是一种重要的心理支持系统,可以有效地减轻人的心理压力,促进自我调节水平和心理承受能力的提高。

(三) 建立良好人际关系的先决条件

1. 接纳

接纳是指尊重对方的独立人格,不用批判、论断、嘲笑、贬低或惩罚的态度。接纳是建立良好人际关系的先决条件。护士应该相信患者的价值和承认每个人的各自不同生活方式和态度,对方才会感到信任和安全,也才会因此而推心置腹,并自由表达自己的内心感受和想法。

2. 真诚

真诚是建立良好人际关系的重要因素。真诚的表达有五方面：一是在沟通中不含对别人的论断；二是坦诚地把自己此时此刻的感受传达给对方，即使负向感受也不作隐瞒；三是对自己充满自信，从而引发建设性的讨论，而不是一味保护自己；四是表里如一，做到思想和行为一致；五是愿意与对方分享自我。但真诚不等同于直率，也并不意味着可以借直话直说而任意批评或惩罚别人。

3. 同感

同感指能进入对方隐秘的知觉世界，觉察到对方心中不断变化的感受，包括感受对方的恐惧、愤怒、心软、困惑、兴奋等；或者觉察对方所经历的一切事物，然后在不做任何论断的情况下，将你的感受传达给对方。因此，护士应注重对患者的角色体验，评估、判断、识别并传达自己对患者的感受。

（四）影响人际关系的因素

1. 仪表

仪表是指人的外表，主要包括相貌、服饰、仪态、风度等。仪表可影响人们彼此间的吸引，从而影响人际关系的建立和发展。

2. 空间距离与交往频率

人与人之间的空间距离和交往频率均可影响人际关系的疏密程度。一般而言，交往频率与人际关系的密切程度成正比例关系，正所谓"远亲不如近邻"。人与人在空间距离上越近，交往机会越多，就容易形成较密切的关系。长久不交往，关系就逐渐疏远。当然交往的内容也不能忽视，如交往只是互相应酬，即使频率再高，也难以形成真正的友谊。

3. 相似性与互补性

人与人之间若对某人或某种事物有相似的态度，如有共同的理想、信念、价值观或兴趣爱好等，就容易引起彼此间思想上的共鸣与行为上的同步，形成密切的关系。俗话说"物以类聚，人以群分"，人以群分的基础就在于他们对事物是否有相同的态度。另外，当人意识到自己有某种不足时，会发自内心地羡慕具有这种特点或能力的人，愿意与其接近，以便在彼此的交往中，通过取长补短，使双方的需要都得到满足。

4. 个性品质

个性品质是影响人际关系的重要因素。优良的个性品质，如正直、真诚、忠诚、可信、善良、热情、宽容、幽默、乐于助人等，具有持久的人际吸引力。

二、人际沟通

人际沟通指人与人之间的信息交流，指人们运用语言或非语言符号系统进行信息（意见、观点、情况或感情）交流沟通的过程。人际沟通是建立人际关系的基础，也是维系人际关系的手段。

(一) 沟通的基本要素

沟通过程的基本要素包括沟通当时的情景、信息的发出者、信息、信息的接收者、信息传递的途径、反馈等。

1. 沟通当时的情景

沟通当时的情景是指互动发生的场所或环境,是每个互动过程中的重要因素。包括时间、场所、环境等,如科室集体晨交班、病区走廊等。

2. 信息的发出者

信息的发出者是指发出信息的人,也称作信息的来源。

3. 信息

信息是指信息发出者希望传达的思想、感情、意见和观点等。

信息包括语言和非语言的行为,以及这些行为所传递的所有影响语言使用的音调、身体语言,如面部表情、姿势、手势、抚摸、眼神等,都是发出信息的组成部分。

4. 信息的接收者

信息的接收者是指信息传递的对象,即接收信息的人。

5. 途径

途径是指信息由一个人传递到另一个人所通过的渠道,即信息传递的手段。如视觉、听觉和触觉等。在与患者的沟通交流中,应尽可能使用多种沟通途径,以便使患者有效地接收信息,促进交流。

6. 反馈

反馈是指信息由接收者返回到信息发出者的过程,即信息接收者对信息发出者的反应。有效、及时的反馈是极为重要的。

总而言之,人际沟通就是由信息的发出者把信息通过一定的途径传递给信息接收者,信息接收者再把信息反馈给信息的发出者这样的一个过程。

(二) 人际沟通的类型

1. 按组织结构特征分类

(1) 正式沟通 正式沟通是指在组织系统内按照组织明文规定的原则进行信息的传递和交流,是组织内沟通的主要方式,包括组织内部的文件传达,上下级之间例行的汇报、总结,工作任务分配以及组织之间的信函往来等,例如科室集体晨交班。正式沟通具有组织的严肃性、程序性、稳定性等特点。其优点是沟通效果好,信息权威,约束力强;缺点是沟通速度慢,缺乏互动性。

(2) 非正式沟通 非正式沟通是指正式沟通渠道以外自由进行的信息传递和交流,

它是正式沟通的补充。如护士之间私下交换意见，交流思想感情等。其优点是沟通方便，速度快，能体现情感交流；缺点是信息容易失真。

2. 按沟通的方向分类

（1）上行沟通 上行沟通是指在组织或群体中从较低层次向较高层次的沟通。它是群体成员向上级提供信息、发表意见的沟通方式。如护士与护士长、科护士长或护理部主任等管理层人员之间的沟通。

（2）下行沟通 下行沟通是指组织或群体中从较高层次向较低层次传递信息的过程。它是组织的领导者把组织规章制度向下传达的沟通方式。如护理部主任、护士长向护士宣布考核通知、管理制度等。

（3）平行沟通 平行沟通是指组织或群体中各平行机构之间的交流及员工之间的交流等。如护士与护士之间的沟通。

3. 按信息的交互作用分类

（1）单向沟通 单向沟通是指信息的发出者以命令方式面向接收者，一方只发送信息，另一方只接受信息，信息的交流是单向的流动，双方不需要信息反馈。例如演讲、做报告、广播消息等都属于单向沟通。单向沟通的优点是信息传递快，传播面较广；缺点是缺少信息反馈，沟通效果不确切。

（2）双向沟通 双向沟通是指信息的发出者以协调和讨论的姿态面向接受者，即信息交流是双向的活动，信息发出后需要信息反馈。例如召开座谈会、职工间的谈心、协议双方谈判等都属于双向沟通。双向沟通的优点是能及时获得反馈的信息，且准确性较高；缺点是信息传递速度较慢。

4. 按沟通媒介分类

（1）语言沟通 语言沟通是指以语言文字为载体实现的沟通，如会谈、通知、通信、文件、汇报等，占所有沟通形式的35％。

（2）非语言沟通 非语言沟通是通过非语言媒介，如表情、眼神、姿势、动作等类语言实现的沟通，它是人际沟通的另一重要手段，占所有沟通形式的65％。

（三）人际沟通的特点

1. 社会性

社会性是沟通的一个基本特性，人际沟通贯穿于整个人类的始终，遍及社会的各个领域，渗透到各种社会关系之中，只要有人和人的关系存在，就会有人际沟通的存在。

2. 实用性

实用性是指人们依靠沟通过程，动态了解与经济建设、生活质量、文化娱乐相关联的信息，以便从中汲取精华，直接为自己的工作、生活提供服务。

3. 互动性

双向互动是贯穿于沟通全过程的一大特性，是由沟通双方的相互活动决定的。

4. 动态性

动态性是一种由沟通的有关基本要素及其相互作用构成的特性。

5. 不可逆性

不可逆性是指沟通时传送者一旦将信息发出就无法收回，或接收者一旦受到某一信息影响，其产生的效果同样不能收回的特性。

（四）人际沟通的基本原则

1. 人际沟通是有目的的

在进行人际沟通时，我们带着自己的目的，虽然有时这个目的是我们没有意识到的。

2. 人际沟通应具有持续性

人际沟通具有持续性，是因为其中包含语言和非语言沟通的成分，而这些内容是他人可以进行推论的部分。

3. 人际沟通过程中的讯息因为不同的编码而异

人际沟通虽然是有目的，但是人们能够意识到目的所需要的时间又有很大的差异。

4. 人际沟通具有关系性

在人际沟通的过程中，人们不仅分享信息，也显示彼此的关系。

（五）影响人际沟通的因素

在人际沟通的过程中，其效果受多种因素的影响，而主要因素包括环境因素和个人因素。

1. 环境因素

影响人际沟通的环境因素主要包括噪声、距离和隐秘性。

（1）噪声　安静的环境是保证沟通效果的重要条件之一，嘈杂的声音会分散沟通者的注意力，将影响沟通的顺利进行。因此，病房安静既是满足患者治疗与休息的需求，也是确保护患沟通顺畅的前提。

（2）距离　沟通者之间的距离不仅会影响沟通者的参与程度，还会影响沟通过程中的气氛。在人际沟通过程中，双方之间的距离有一定的含义。通常，沟通双方之间较近距离容易形成亲密、融洽和合作的气氛，而较远的距离则易形成防御或敌对的气氛。

（3）隐秘性　当沟通内容涉及个人隐私时，若有其他无关人员在场，将会影响沟通的深度和效果。

2. 个人因素

（1）生理因素　沟通者的生理因素如听力、视力障碍等永久性生理缺陷或疼痛、饥饿、疲劳等暂时性生理不适均可影响沟通的有效性。

（2）心理因素　沟通效果还往往受到沟通者情绪、个性、态度等心理因素的影响。

一般情况下,轻松、愉快的情绪可增强沟通者沟通的兴趣;而愤怒、伤感的情绪,常会导致沟通者对信息的误解。热情、大方的人容易与他人沟通;而冷漠、自私的人很难与他人沟通。真诚的态度有助于沟通的顺利进行,而缺乏实事求是的态度可导致沟通障碍。

（3）文化因素 不同的文化背景容易使沟通双方产生误解或歧义,因此跟不同文化程度的患者进行护患沟通时,护士要善于应用相关的技巧。

（4）语言因素 沟通双方的语音、语意、语法、措辞及语言表达方式等不同均可能影响沟通的效果。

人际关系与人际沟通既有密切联系,又有一定区别。建立和发展人际关系是人际沟通的目的和结果,任何性质、任何类型的人际关系的形成都是人与人之间沟通的结果;良好的人际关系是人际沟通的基础和条件,沟通双方关系融洽、和谐将保障沟通的顺利进行,并促进沟通的有效性;另外,人际沟通和人际关系在研究侧重点上也有所不同,人际沟通重点研究人与人之间联系的形式和程序;人际关系则重点研究在人与人沟通基础上形成的心理和情感关系。

三、护理人际关系与沟通

护理人际关系指护理人员与患者和患者家属、医生、护士等人员因服务和工作关系建立起来的相互关系,包括医护关系、护患关系、护际关系以及护属关系等。和谐的护理人际关系既有利于创造良好的护理工作环境,也有助于提高护士的工作效率,还有助于护士的自我认识、陶冶情操和发挥才能,因此是保证护理工作顺利进行的重要保证。

（一）医护关系与医护沟通

医护关系指医生与护士之间的关系。医疗和护理是两个不同的学科,有着各自独立的体系。在整个医疗活动过程中,医生和护士发挥着同等重要的作用,二者是密不可分、缺一不可的。医护关系的好坏将直接影响医疗服务质量乃至患者疾病的转归。

1. 影响医护关系的主要因素

（1）角色心理错位 在为患者提供健康服务过程中,医护之间只是分工不同,没有高低贵贱之分,更没有谁轻谁重之别。但是,由于长期以来受传统的主导—从属型医护关系模式的影响,在实际工作当中,经常有"重医轻护"的现象,部分护士对医生产生从属、依赖的心理,在医生面前感到自卑、低人一等。

（2）角色压力过重 一些医院由于医护比例失调、岗位设置不合理、医护待遇悬殊等因素,导致护士心理失衡,角色压力过重,从而影响医护关系。

（3）角色理解欠缺 健康服务体系中,不同专业的教学一般都是相对独立进行的,医护双方对彼此专业的工作模式、特点和要求缺乏必要的了解,导致工作中互相埋怨、指责,从而也影响医护关系的和谐。

（4）角色权利争议　医务人员按照分工，在自己的职责范围内享有一定的专业自主权。但在某些情况下，医护人员可能感到自主权受到侵犯，因而产生矛盾或冲突。

2. 护理沟通与礼仪在医护关系中的应用

（1）提升自身素质　医护双方的工作对象和工作目的相同，但工作的侧重点和使用的技术手段各自不同，因此医护双方属于各司其职又互相合作。护士要认真执行医嘱，并支持医生的工作。为了使医疗护理措施取得最佳效果，护士应主动寻求医生合作，不计较个人得失。

（2）加强医护沟通　医护双方是一种平等的合作关系，应做到相互尊重、相互理解、相互学习、相互信任。护士应适时介绍护理的新进展、新要求，寻求医生对专业的理解及支持；护士应准确执行医嘱，如遇有疑问，应主动与医生沟通，虚心听取医生的不同意见，同时善意提出合理化建议，从而防止发生不必要的矛盾。

（二）护患关系与护患沟通

护患关系指护理服务的过程中护患之间产生和发展的一种工作性、专业性和帮助性的人际关系。广义的护患关系既包括护士与患者的关系，还包括与患者家属、陪护、监护人的关系（本书后面归纳为护属关系，单列介绍）；狭义的护患关系仅指护士与患者的关系，这种关系是护士职业生涯中最重要的人际关系。通过护士和患者的有效沟通，建立良好的护患关系，才能有利于患者早日康复，因此本书下篇重点介绍如何与患者进行有效护患沟通。

1. 影响护患关系的主要因素

（1）信任危机　信任感的建立是良好护患关系的前提。信任感在人际关系中有重要的作用，它有助于交往的双方产生安全感，使人感受到别人的关心及重视。同时信任感有助于使人真诚、坦率地表达自己的感情、思想及愿望。护患关系从护士与患者第一次接触时就建立了。因此，护士要特别注意自己给患者的"第一印象"，如果第一印象不好，例如静脉输液时穿刺失败、初次见面时护士仪容不整等，会使患者产生不信任，甚至抵触情绪，给护士的工作带来不必要的麻烦。

（2）角色模糊　护患关系及沟通的关键是对双方的角色期望及定位是否明确。在护患关系的建立与发展中，角色模糊是首要的影响因素。例如，护士对自己的多角色功能缺乏清楚地认识，仍固守着传统的护理观，认为完成医嘱和治疗就可以了，不主动了解患者的需要，甚至对患者的合理要求都视而不见。另一方面，患者不知道自己能做什么，该做什么，该配合的不积极配合。护士或患者在诊疗护理过程中的角色模糊或定位不当会造成双方不完全理解对方的权利及义务，而产生护患冲突。

（3）责任不明　护患之间的责任冲突表现在两个方面：①对造成健康问题该由谁承担责任；②对改变健康状况该由谁承担责任。

（4）权益影响　要求获取安全、优质的健康服务是每个服务对象的正当权益。但由于患者大多缺乏相应的健康知识,而且由于病痛的影响,部分或全部失去了自我护理的能力,因此多数患者难以维护自己应有的权益,而不得不依靠医护人员来维护其利益。护士在处理护患双方的权益之争时,往往会倾向于偏向自身和医院的利益,忽视服务对象的正当权益。

（5）理解差异　由于护患双方在年龄、教育程度、生活环境等方面的不同,在护患交流中容易产生差异。尤其是护士习惯于使用专业术语,语言过于简单或表述不清,造成患者对信息的理解出现偏差,从而影响护患关系的发展。

2. 护理沟通与礼仪在护患关系中的应用

（1）提升专业素养

1）良好的职业形象对建立良好的护患关系起着事半功倍的作用。护士端庄稳重的仪表、文雅大方的仪容、和蔼可亲的态度、训练有素的举止,最大限度地给患者以亲切感、信任感,折射出护士的良好修养,使患者感觉到护士的可敬可信,有助于更好地维系护患关系。

2）"良言一句三冬暖,恶语半句六月寒",护士的语言修养、语言艺术至关重要。护士的一言一语都将会影响着患者的情绪和心理状态。因此,护士与患者的交流,以维护患者利益为前提,绝不可针锋相对,言语应亲切温和,语调温柔,语速适中,用词简洁,通俗易懂,运用礼貌性、情感性、开导性、安慰性语言去疏导患者,避免使用过多的医学术语,以免影响沟通效果。同时注意微笑服务,认真倾听。

3）患者入院时护士应主动热情地接待患者,对年长者要有尊称,向患者主动做自我介绍,并介绍病区环境、主管医生、科室主任、护士长、责任护士等,态度和蔼可亲,消除陌生感,建立信任感。

4）护士在患者面前应保持言行一致、表里如一。护士答应患者的事情,要想方设法地予以兑现,不要让患者失望,只有诚信于人才有可能建立融洽的护患关系。

5）具有真诚的态度和适当的移情,尊重患者权利,最大限度调动患者的积极性。

（2）加强护患沟通　取得患者的信任是确保有效护患沟通的重要保证之一。因此,护士应尊重患者的知情同意权和隐私权;为了全面了解患者需要,收集患者真实信息,护士还应学会沟通技巧,提高沟通水平,促进有效沟通,加强情感交流;护士还应在与患者进行沟通时,注意沟通内容的准确性、针对性和通俗性,从而减轻或消除护患之间的理解分歧;同时适当移情,设身处地理解患者,站在患者立场关心和照顾,根据患者的特点选择适宜的沟通方式及语言;护士还应鼓励患者及时提问,以确保沟通的效果。

（三）护际关系与护际沟通

护际关系就是护理人员之间的关系,包括护士长与普通护士、高年资护士与低年资护士、带教老师与实习护生之间等的关系。护士群体不同年龄、不同资历、不同性格决定每名护士不同的为人处世,她们之间关系处理得好与坏直接关系到团队精神和护理队伍的战斗力。和谐、融洽的护际关系可提高护理质量与工作效率,而紧张、恶劣的人际关系会使护理工作的质量和效率下降。

1. 影响护际关系的主要因素

(1) 影响护理管理者与护士之间关系的主要因素　影响护理管理者与护士之间关系的主要因素来源于双方从不同角度在要求、期望上的差异。

1) 护理管理者对护士的要求:①希望护士有较强的工作能力,能按要求完成各项护理工作;②希望护士能够服从管理,支持科室工作;③希望护士能够处理好家庭和工作的关系,全身心地投入工作;④希望护士有较好的身体素质,能胜任繁忙的护理工作。

2) 护士对护理管理者的期望:①希望护理管理者有较强的业务能力和组织管理能力;②希望护理管理者有较强的协调能力和表达能力,要顾大局、识大体,协调处理好各方面的人际关系,建立良好的护际、医护、护患关系及与兄弟科室的关系;③希望护理管理者能够严格要求自己,以身作则;④希望护理管理者能够公正公平地对待每一位护士,爱护、尊重和关心每一位护士,做好护士的代言人;⑤希望护理管理者在分工安排上要做到知人善任、任人唯贤、人尽其才、扬长避短。

由于护理管理者与护士出发点、需求不同,双方的期望和关注点不同,在工作中就可能产生矛盾和冲突。

(2) 影响护士之间关系的主要因素　新老护士之间往往由于年龄、学历、工作经历等方面的差异,相互缺乏理解和尊重,从而相互埋怨和指责,导致关系紧张。不同学历护士由于学历、待遇的不同,产生心理上的不平衡,导致关系紧张。由于护理队伍本身大多为女性,女性的弱点或多或少会对护理工作有所影响,女同志多的地方容易出现小集体现象;受传统观念的影响,作为职业女性的护士们下班后还要操持家务,照顾小孩,她们实际上面临着事业与家庭的双重压力。这些因素都有可能影响护士之间关系。

(3) 影响护士与实习护生之间关系的主要因素　一般情况下,护士与实习护生之间容易建立良好的人际关系。但是,当个别带教护士对实习护生态度冷淡、不耐心、不指导,就会使实习护生对带教护士产生反感;同时,如果实习护生不虚心学习,性情懒散,也会使带教护士对实习护生产生厌烦心理。

2. 护理沟通与礼仪在护际关系中的应用

(1) 加强护士群体素质修养

1) 护士要懂得与人为善、助人为乐、勇于奉献。彼此之间应相互尊重、相互关爱、相互理解。加强团队合作,增强群体凝聚力。护士间要互尊互学,取长补短,共同进步,大事讲原则,小事讲风格。

2) 作为护士长,首先要严于律己、以身作则、以理服人、平易近人、一视同仁,对下级护士要"多用情,少用权"。

3) 作为护士,要体谅护士长的难处,尊重领导,服从管理。

4) 作为实习护生,到实习单位后也应该尊重带教护士,尽快调整自己的心态,严于律己,热诚待人,善用礼貌用语和称谓礼仪正确处理和带教老师以及其他医务人员的关系。

5) 年轻护士应主动向年长护士学习请教,虚心好学;年长护士则应主动传、帮、带,有问必答。

(2) 加强护际沟通 护理管理者与护士、高年资与低年资护士、带教老师与护生之间应保持有效的沟通交流。一方面,护理领导者或高年资护士应当好"领头雁",适时应用表达、鼓励、解释和说明技巧,工作中要善于应用赞美的技巧调动护士的工作积极性,但面对下属的失误或失职,也必须及时应用批评的技巧帮助其改正和提高;另一方面,护士们应主动配合上级领导的工作,及时做好汇报、承诺和解释,充当护理领导者的"好帮手";实习护生也应及时向带教老师汇报自己的学习体会和收获,遇有疑问或不懂的地方应谦虚求教,对他人给予的适时指导回报以感激和祝福;带教老师也应针对实习护生的进步及时予以赞美和鼓励,对其不足提出批评和指导。

(四) 护属关系与护属沟通

护属关系是指护士与代表患方利益的一组群体(包括患者家属、陪护人、监护人、患者同事等)之间的关系。护属关系是广义护患关系的一个重要组成部分,是护患关系的重要补充。尤其是遇到一些特殊患者,如婴幼儿、重危患者、昏迷患者、精神病患者等,这时护士与患者家属要保持积极的沟通并建立良好的关系就显得更为重要了。但在实际工作中,护士和患者家属的关系却是最容易被忽视的,家属通常被排斥到了广义的护患关系之外。

1. 影响护属关系的主要因素

(1) 角色期望冲突 患者家属因为担心亲人的病情而产生焦虑、烦恼等心理反应,对医护人员期望值过高;而医护人员由于工作的繁重、人手的紧缺,难以完全满足患者家属的需求,易引发护属关系的冲突。

(2) 角色责任模糊 部分家属将包括生活照顾在内的所有责任全部推给护士,而个别护士将本应自己完成的工作交给家属,这些都会引发护士与患者家属之间的矛盾。

(3) 经济压力过重 高额的医疗费用是家属压力过大及造成家属与护士之间矛盾的一个重要因素。当患者家属花费了高额的医疗费用,却没有见到期望的医疗效果时,往往把心中的不满发泄在他们频繁接触的护士身上。

(4) 医疗知识缺乏 家属作为非医疗专业人员往往被动接受救治结果,一旦救治效果不理想,特别是出现生命危险时,如护属双方在救治过程中没有保持良好的沟通,就易于产生矛盾。

2. 护理沟通与礼仪在护属关系中的应用

(1) 加强道德修养 患者家属也是护理服务对象之一。护士应给予尊重,热情接访,主动打招呼,态度真诚友善。当家属情绪激动时,护士应耐心听取家属不满的原因,加强自我情绪的调控能力,沉着、冷静,避免与其发生正面冲突。

（2）加强护属沟通　护士应主动、及时地向家属介绍患者的病情、治疗护理措施、预后等内容;认真倾听患者家属的意见,鼓励家属共同参与患者的治疗、护理过程,并将医院陪探视制度、就餐制度等及时告知;就家属提出的患者治疗方案及费用方面的疑问给予耐心及时的解答,对他们的困难提供有效的帮助;同时,护士还应体谅、理解和同情患者家属的处境,帮助家属正确认识患者疾病,提供必要的心理支持,从而达到减轻患者家属的心理负担的作用。

第二节　礼仪与护理礼仪

一、礼仪

（一）礼仪的概念

礼仪是指在人际交往过程中得到共同认可的行为规范和准则,是对礼貌、礼节、仪表、仪式等具体形式的统称。

1. 礼貌

礼貌是指人们在交往过程中为表示尊重和友好,通过语言和动作表现出敬意的行为规范。如尊老爱幼、热情待客、遵时守约、礼尚往来等。

2. 礼节

礼节是指人们在社会交往过程中表示出的尊重、祝贺、致意、问候、哀悼等惯用的形式和规范,是礼貌在语言、行为、仪态等方面的具体表现形式。如作揖、跪拜、握手、拥抱、亲吻等。

3. 仪表

仪表是指人的外表。如容貌、服饰、姿态等。

4. 仪式

仪式是指在特定场合为表示敬意或隆重,举行具有专门程序的规范化活动。如颁奖仪式、签字仪式、开幕式或闭幕式等。

礼仪的完整含义包括四个方面:①礼仪是一种行为准则或规范;②礼仪受历史传统、宗教信仰、风俗习惯、时代潮流等因素的影响;③礼仪是个人学识、品质、思想水平、文化修养、交际能力的外在表现;④礼仪的目的是通过社交各方的相互尊重达到人际的和谐状态。

简言之,礼仪就是人们在社会交往中逐渐形成的大家要遵守的规范与准则。从个人修养的角度来看,礼仪是一个人内在修养和素质的外在表现。从交际的角度来看,礼仪是人们交际中的一种艺术,是一种交际的方法。从传播的角度来看,礼仪是人际交往中进行相互沟通的技巧。

（二）礼仪的特点

1. 共同性

人们追求真善美的愿望是一致的，礼仪是社会各阶层人士所共同遵守的准则与行为规范。每个人都要依礼办事，全人类不管哪个国家、哪个民族都以讲礼仪为荣。在任何国家、任何场合、任何人际交往中，人们都必须自觉地遵守礼仪。

2. 时代性

礼仪规范不是一成不变的，它随着时代的发展、科技的进步，在传统的基础上不断地推陈出新，体现着时代的要求与时代的精神。例如，在我国，握手替代了作揖，鞠躬替代了跪拜；如今节假日给亲朋好友打个电话，发个短信，或送去鲜花，表示祝贺与问候。这些都反映了礼仪时代发展性的特点。

3. 差异性

由于地域的不同，民族的不同，文化背景的不同，礼仪除了共同特点之外，还带有本地域民族的自身特点，这就形成了礼仪表现形式上的差异性。例如，有一种手势，大拇指和示指（也称食指）环成圆圈，其余手指伸展，意思是"OK"，这种手势在美国表示"赞同"、"了不起"，但是在巴西则是指责别人行为不端。所以礼仪除了具有一定的固定形式与规范外，还要注意因时因地因对象的不同，要"入乡随俗"。

4. 公德约束性

公德即社会公共道德。礼仪与社会公德不违背的特征称为礼仪的公德约束性。礼仪是人们共同认可的、约定俗成的行为规范，因而对人们的行为具有很强的约束性。它与法律、道德一起约束人们的行为，从而使人们的行为更加符合他人、社会的需求，也因而使人际关系更和谐、社会更稳定。

5. 延续性

礼仪作为一种人类的文明积累、流传下来，并逐渐形成自己的民族特色。对于既往的礼仪遗产，正确的态度不应当是食古不化，全盘吸收，而应当是有所扬弃，有所继承，更有所发展。

6. 通俗性

礼仪在整个人类社会的发展过程中普遍存在，并被人们广泛认同。礼仪无处不在，礼仪无时不在。在现实生活中，每个人都必须参加交际活动，每个人都希望自己的交际活动取得成功。因此，礼仪是一门人人必修的普及性学科。

（三）礼仪的原则

1. 遵守原则

在交际应酬中，每一位参与者都必须自觉、自愿地遵守礼仪，用礼仪去规范自己在交往活动中的言行举止。遵守的原则就是对行为主体提出的基本要求,更是人格素质的基本体现。遵守礼仪规范,才能赢得他人的尊重,确保交际活动达到预期的目标。

2. 自律原则

自律就是自我约束,按照礼仪规范严格要求自己,知道自己该做什么,不该做什么。自律的原则是礼仪的基础和出发点。学习、应用礼仪,最重要的就是要自我要求,自我约束,自我对照,自我反省,自我检查。

3. 敬人原则

敬人就是尊敬他人,维护个人乃至组织的形象,不可损人利己,这也是人的品格问题。敬人的原则即人们在社会交往中,要敬人之心长存,处处不可失敬于人,不可伤害他人的个人尊严,更不能侮辱对方的人格。

4. 宽容原则

宽容的原则即人们在交际活动中运用礼仪时,既要严于律己,更要宽以待人。要多容忍他人,多体谅他人,多理解他人,千万不要求全责备,斤斤计较,过分苛求,咄咄逼人。

5. 平等原则

平等是礼仪的核心,即尊重交往对象,以礼相待,对任何交往对象都必须一视同仁,给予同等程度的礼遇。礼仪是在平等的基础上形成的,是一种平等的、彼此之间的相互对待关系的体现,其核心问题是尊重以及满足相互之间获得尊重的需求。

6. 从俗原则

从俗是指交往各方都应尊重相互之间的风俗、习惯,了解并尊重各自的禁忌,如果不注意禁忌,就会在交际中引起障碍和麻烦。由于国情、民族、文化背景的不同,必须坚持入乡随俗,与绝大多数人的习惯做法保持一致,切勿目中无人,自以为是。

7. 真诚原则

真诚就是在交际过程中做到诚实守信,不虚伪、不做作。交际活动作为人与人之间信息传递、情感交流、思想沟通的过程,如果缺乏真诚则不可能达到目的,更无法保证交际效果。运用礼仪时,务必诚信无欺,言行一致,表里如一。

8. 适度原则

适度就是把握分寸。应用礼仪时要注意把握尺寸,合理得体。礼仪是一种程序规定,而程序自身就是一种“度”。礼仪无论是表示尊敬还是热情都有一个“度”的问题,没有“度”,施礼就可能进入误区。当然,运用礼仪要真正做到恰到好处,恰如其分,只有勤学多练,积极实践。

(四)礼仪的范畴

1. 公共礼仪

公共礼仪是指人们置身于公共场合时在人际交往、社会交往和国际交往活动中,为表示尊重、亲善和友好所应遵守的礼仪规范。公共礼仪是一种社交礼仪,它是人们在交际应酬之中所应具备的基本素养,如称呼礼仪、问候礼仪、介绍礼仪、握手礼仪、电话礼仪、迎送礼仪、通讯礼仪、餐饮礼仪、馈赠礼仪等。

2. 职业礼仪

职业礼仪是指职业人在一定的职业环境中按照一定的仪式和程序为对他人表示尊重所应遵守的礼仪规范。职业礼仪是一种专业礼仪,是职业道德的外在表现,如护理礼仪、商务礼仪、销售礼仪、教师礼仪等。

二、护理礼仪

(一)护理礼仪的概念

护理礼仪是一种职业礼仪,是指护理工作者在进行医疗护理和健康服务过程中形成的被大家公认和自觉遵守的行为规范和准则。

(二)护理礼仪的特征

护理礼仪的主要特征包括规范性、强制性、综合性、适应性和可行性。

1. 规范性

护理礼仪是护士必须遵守的行为规范,是在相关法律、规章制度、守则的基础上,对护士接人待物、言行举止等方面规定的模式或标准。

2. 强制性

护理礼仪中的各项内容是基于法律、规章和原则基础上的,对护士具有一定的约束力和强制性。

3. 综合性

护理礼仪是护理服务科学性与艺术性的统一,是人文与科技的结合,是伦理学与美学的结合。

4. 适应性

护士对不同的服务对象或不同的文化礼仪具有适应能力。在护理工作中,护士应充分尊重患者的宗教信仰、文化、风俗习惯,并在交往中相互融合、适应。

5. 可行性

护理礼仪要运用于护理实践中,应注重礼仪的有效性和可行性,要得到护理对象的认可和接受。

(三)护理礼仪的培养

护士的礼仪不仅反映护士的外在形象和精神状态,更是护士内在素质和自身修养等深层次的体现。护理工作的服务对象是一个特殊的群体(主要是老、弱、病、伤、残等),

他们比正常人更加需要尊重、关心和理解,而恰当的仪表、仪态和言行举止对建立良好的护患关系以及患者的康复都起着至关重要的作用。因此,礼仪修养是护士必备的基本素质。

1. 端庄的仪表

在人际交往中,每个人的仪表都会引起交往对象的特别关注,并将影响对他的整体评价。护士所面对的主要是患者,仪表更加显得重要,并有其特殊的职业要求。护士的微笑是爱心的体现,是职业的微笑,护士要学会微笑服务,在护理患者时应做到"微笑甜一点,仪表美一点"。医务人员的仪表,应以庄重、典雅为美。

2. 优雅的举止

人们所推崇的气质、风度往往是指训练有素的、优雅的、富有魅力的举止。护士的举止要求:尊重患者、尊重习俗、遵循礼仪、尊重自我,应做到"站立有相、落座有姿、行走有态、举手有礼"。护士在工作期间不能勾肩搭背、嬉笑打闹,要做到"四轻",即说话轻、走路轻、操作轻、开关门轻。

3. 礼貌的谈吐

护士言谈礼仪的要求:规范得体、礼貌谦虚、富于情感。在工作中应使用礼貌性、安慰性、鼓励性语言,避免简单生硬、粗鲁、讽刺、侮辱、谩骂性语言,常用"您好,请,对不起,谢谢,别客气,请走好"等礼貌性言语,令患者及其家属感到亲切和温暖。

4. 得体的着装

着装体现一个人的精神面貌和智慧。护士的着装,除了应遵守着装的基本规则外,还应体现护理人员的职业特点。护士上班期间一律穿护士服。护士服属于职业服装,要充分体现护理职业形象和岗位特征,做到严肃、庄重、美观、大方、合体,穿着舒适、方便,操作灵活自如。

5. 有效的沟通

有效的沟通是建立良好护患关系的基础。护士与患者从其入院、住院到出院全过程要求进行全方位、全过程沟通,做到"多听患者(或家属)说几句,多对患者(或家属)讲几句,即入院多一些介绍,治疗多一些解释,护理多一些问候,出院多一些嘱托"。

6. 淡妆上岗

化妆是为了彰显相貌的优点,遮掩相貌的瑕疵。在人际交往中,进行适当的化妆是必要的。护士在工作时应着淡妆,这既是维护护士的形象,也是对患者的尊重,但切忌浓妆艳抹。

总之,礼仪的培养应该是内外兼修的,良好的护理礼仪不但能使护理人员在工作中充满自信,而且其优美的仪表、端正的态度、亲切的语言、优雅的举止,可以创造一个友善、亲切的人文环境,从而缩短了护患之间的距离,同时能对患者的身心健康起到非医药所能及的效果。

21世纪的高等护理专业人才,在整体护理工作中,除了需要掌握专业知识以外,还需加强综合素质的培养。良好的人际沟通能力与职业礼仪将是新世纪护理人才综合素质的重要表现。礼仪修养、沟通能力不是先天具备,而是后天形成的;礼仪修养、沟通能力的培养绝非一朝一夕,而要持之以恒。礼仪是一种习惯,沟通能力也需要在不断的沟通实践中提高。本书把人际沟通与护理礼仪有机地结合在护理工作中,旨在增强护生的沟通能力,矫正护生一些与职业礼仪不符的日常习惯,提高护生整体素质,帮助学生构建一座通往事业成功的桥梁。

第二章 护理实践中的沟通技巧

1）简述护患语言沟通的原则。

2）理解各种语言沟通形式的沟通技巧。

3）简述非语言沟通的特点。

4）理解各种非语言沟通的沟通技巧。

5）比较语言沟通和非语言沟通的异同。

6）能在不同的护理情境中合理选择及应用各种语言沟通和非语言沟通技巧。

7）能进行有效的护患沟通。

8）具有各种沟通技巧，人际沟通有效，人际关系和谐。

沟通是信息发出者遵循一系列共同原则，凭借一定媒介将信息发给信息接受者，并通过反馈以达到理解的过程。在护理工作中，沟通是护士与患者及其他医务人员情感连接的主要纽带；通过沟通，患者可以向医务人员倾诉，以保持心理平衡，促进心理健康；通过沟通，护士可帮助患者及其家属掌握相关的健康知识，正确对待健康问题和疾病，从而建立健康的生活方式和遵医行为。

第一节 语言沟通

语言沟通是以语言文字为媒介的沟通形式，具有准确、有效、广泛的特点，主要包括口头语言沟通和书面语言沟通等。如口头语言沟通常用于护患之间的交谈、解释、安慰、鼓励时，而书面语言沟通则经常用于护士向患者做健康宣教、护士交班报告等。语言沟通是人类特有的沟通手段。但会说话不等于会与人沟通，如何与别人进行更有效、更愉悦的沟通，如何延续交谈和令人乐意倾谈都是一种挑战，其中自有技巧。作为一名护理人员，如何能与患者、家属及其他人进行有效的沟通是本节主要探讨的问题。

一、护患语言沟通的原则

语言沟通是护患交往的主要沟通形式。护士在与患者进行语言沟通时应遵循以下原则。

1. 尊重性

尊重是确保沟通顺畅的首要原则。护士应将对患者的尊重、真诚和友善表现在语言沟通的过程中,不可伤害患者人格和自尊,因此护士要熟练应用礼貌用语。

2. 目标性

护患之间的语言沟通通常都是一种有意识、有目标的沟通活动。护士向患者说明病情、解释操作目的、交代注意事项或提出合理要求均应做到目标明确,有的放矢,从而确保沟通信息的畅通无阻,做到沟且通之。

3. 规范性

护士应用语言沟通时应做到吐词清楚、发音准确,用词通俗易懂,语法规范精炼,同时表达应有逻辑性和系统性。因此,护士除提高自身的表达能力外,还应掌握卫生服务行业规范用语 30 条。

4. 治疗性

护患沟通是以促进患者健康为目的,从而达到治疗的意义。因此,护士的语言应选择积极、客观的内容以实现稳定情绪、辅助治疗、促进康复的目的。

5. 情感性

护士应以真诚、热情的态度,从关爱患者的角度出发,加强与患者的情感沟通,语言文雅、语音温柔,使患者感到亲切。

6. 艺术性

艺术性的语言沟通可以拉近护患之间、护属之间等各种人际交往距离,因此护士应提高自身语言修养,注重语言沟通的艺术性。

7. 保密性

尊重患者的隐私权是维护患者权益的重要保障。因此,对于有生理缺陷、精神障碍及身患性病等不洁疾病的患者,护士应尊重其个人隐私,在沟通中不妄加评论,不随意传播。

二、护患语言沟通的表现形式

(一) 表达

表达是将思维所得的成果用语言、语音、语调、表情、行为等方式反映出来的一种行为。表达以交际、传播为目的,以物、事、情、理为内容,以语言为工具,以听者、读者为接收对象。表达是与别人沟通的重要手段,要想让别人了解自己,必须能够准确地表达自己。掌握表达的技巧,可以展现个人的才华和风采,树立良好的自身形象。

护理人员与患者沟通时,既要能清楚地表达自己的想法、建议和要求,还要能顺利地与患者交谈,引导患者准确表达其意,以便收集真实材料。因此,护士要掌握表达的技巧,以便能与患者进行有效的沟通。

1. 清楚的表达

清楚的表达是指语言的明确性和特定性,是有效沟通的基础。沟通是讲话者与听者的沟通,关键看讲话者的表达,只有讲话者清楚地表达自己的意思,对方才能理解,才不会产生误会。

(1) 语言的明确性 语言的明确性是指讲话者的语言能够准确和切实地表达其真实的思维和情感,即言为心声。古人云:"善喻者,以一言明数事;不善喻者,百言不明一意。"因此,想让对方能更好地理解自己的意思,必须掌握语言的明确性。从体现表达者意图的角度上看,语言学者将语言分为 5 类:表态类、宣告类、指令类、表达类、阐述类。当然,这 5 种语言行为只是一种对于普遍性的概括,实际的语言沟通的情形要复杂得多。

一个人的思想状态极为复杂,总在扮演着某种社会角色,并且思想和情绪也是随时随地变化。因此,要使语言明确地反映自己的思想状态,是需要斟酌的。然而,很多人在沟通时表达过于草率,没有斟酌所使用的词语,从而出现不准确的词汇而使人误解。例如,某患者第二天早晨要做手术,按照规定,手术前 8 小时必须禁饮禁食,若责任护士交代患者:"明天早晨要做手术,不能吃东西。"这样的表达容易让患者理解为只是不能吃饭,因此临床工作中偶有手术前患者饮水的现象,正是由于护士的表达不清楚造成的。准确的表达方式应该是:由于您明天清晨八点钟的手术,为了防止术中呕吐误吸,请从现在开始至明天手术前不要吃一切东西,包括喝水和服药。

当然,有时语言沟通的明确性也是相对的。很多时候有些话不好直说或不能明说,或者有些事情出于好心考虑,需善意隐瞒时可以借用典故、比喻等委婉的表达或含糊其辞。例如,某患者患有癌症,家属要求护士对他隐瞒疾病性质,这时如果患者追问护士自己的病情,护士可以含糊其辞地回答:"您不要多想,好好养病;只要配合治疗,恢复就有希望。"

(2) 语言的特定性 语言的特定性也叫语言的具体性,是指语言所指对象具有鲜明的定向性和单一性,它不是任意所指,也不能所指甚多,而是要反映所指对象的具体特征或质的规定性。它不是客观的、笼统的、概括的指向,而是微观的、细致的、具体的指向。很多时候,我们可以运用一连串的词语,将笼统、抽象的层次带到具体、特定的层次。例如,恶性肿瘤即俗称的癌症。若患者得的是良性肿瘤,一定要在告知病情的时候将"良性"二字说清楚,以免患者听到肿瘤就联想癌症而后果严重。又例如,某患者问护士:"得我这种病的人多吗?"护士回答:"还可以吧。"这里的"还可以吧"可以理解为"不太多",也可以理解为"挺多的",缺乏特定性,患者难以理解,容易产生误会,因此一定要及时进行澄清。正确的表达方式是借数字表达清楚,例如,"您这种病在人群中的发病率在 45%左右,男性比女性还稍微高一点点"。

护士要增进语言的特定性,除了要掌握丰富的词汇,在了解或收集患者资料时应标注准确的时间,还应了解文化习俗的差异。

2. 适当的表达

适当的表达是指符合一定的社会规则,符合听众的需要、兴趣、知识与态度,使双方建立和谐的沟通。要想适当的表达就必须考虑表达的相关因素,在充分评估并尊重相关因素情况下,表达才能适当。适当的表达应考虑的因素如下所述。

(1) 时间、地点、气氛　讲话的时候一定要考虑讲话当时的时间、地点及当时的气氛是否适合。在对的时间、对的地点、对的气氛讲对的话,才能起到良好的沟通的作用。例如,若一个捂着肚子、痛苦万分的患者在走进医院看到导诊护士满面笑容,听到她说"您好,欢迎光临!"的话语时可能产生"护士小姐缺乏同情心,幸灾乐祸"的感受;反之,如若导诊护士看到患者痛苦地走进来立即加快脚步迎上去搀扶并说"您好! 我是导诊护士×××,请问有什么可以帮助您的"? 患者听到这样的话语则倍感安慰和舒心。上面两个例子表明,说话者一定要根据此情此景选择合适的表达,否则再动听的语言也可能会伤害别人。由于护士经常要与患者沟通,因此护士在沟通前要充分评估当时的情况,所讲的话一定要与当时相适应,什么时间说什么话,什么地点说什么话,什么气氛说什么话,这样才能促进护患关系的建立,并进行有效的沟通。因此,护士在对患者进行健康宣教时,不宜选择患者就餐、休息的时间段,不宜选择患者情绪不高、表情严肃时,也不宜选择走廊、楼梯口等地点。

(2) 社会角色与交往角色　社会角色是指一个人的身份,由他的社会地位、职业、性别、年龄、经历等相对固定的特征共同构成。交往角色是指说话的人在具体的交际情境中所处的地位。在复杂的社会生活中,人的社会角色是不断变化的,但两种角色有时可能重合。在交际中,交往角色要与社会角色相适应。例如,护士在医院与患者沟通,其说话必须符合护士的言语规范,而回家后面对孩子,其说话就是以一个母亲的口吻与孩子沟通。因此,在讲话时,一定要弄清楚自己的社会角色和交往角色,这样才能更好地与对方沟通。

(3) 对方经验、知识和心理需要　讲话要与对方的经验感受、知识面相适应,否则就达不到沟通的效果。在人际交往中,除非是请教问题,一般人不喜欢谈论自己完全不了解的东西。例如,你是医学专业的,一个计算机专业的朋友与你聊天,滔滔不绝的对你讲C 语言、Java 语言,你会感兴趣吗? 因此,要想更好地与别人沟通,讲话时必须考虑对方的经验、知识情况,这样沟通才能顺利地进行。作为护士,与患者沟通前,一定要先了解患者的既往经验、文化程度,同时为了帮助患者理解语意,应避免使用专业术语。另外,讲话时还要合乎对方的心理需求,可谓是"投其所好"。这样更容易使对方感兴趣,勾起对方的交谈欲望,这样可以获得更多的信息,使沟通更有效。

(4) 双方关系　沟通是讲话者和听者两个人的事,在沟通中一定要注意双方之间的关系,关系不同,语言的表达也不同。同样的话,由于双方关系不同可能出现不同的含义。例如,一个女孩笑着对男朋友说"你真坏",这是一种亲昵的说法;如果这个女孩在公共场合对另外一个人讲,其含义肯定发生了很大的变化,其结果可能导致他人的难堪。对于沟通双方的关系,最主要的是亲疏关系和尊卑关系。亲疏关系主要指感情上的亲近疏远。一般来说,关系越亲密的人,讲话的语气越亲切、和谐,用词越随意;而关系越远的人,讲话的语气越客气,用词越严谨、正式。尊卑关系是指沟通双方在地位、职位、年龄等方面的差异。一般来说,位尊者讲话时更为自由,而位卑者讲话时一定要充分表达对对方的尊重。

(5) 注意安全　语言的安全主要包括内容安全、对象安全和场合安全。首先,要注意内容安全。在与别人沟通时,不要不负责任地谈论他人是非,不要无中生有、制造传言,导致别人关系紧张;更不要背后诋毁别人,否则会危及自身安全。其次,要注意交谈对象安全。一件事情,对某个人可以说,而对别人就不一定能说。例如,有时重病患者的病情只能告知患者家属,而隐瞒患者本人。同时,护士还应尊重患者的隐私权,绝不能随意将患者的个人情况向他人透露。最后,还要注意场合安全。俗话说"隔墙有耳",如果两个人谈论的是自己的私事、秘密,要选择无他人在场的情况下,还要注意声音的大小、环境密闭情况等,否则有可能会被别人听到。例如,有时医护人员与家属的交谈不想让患者及其他人听到,可以选择避开患者或借故将患者支开。

(6) 对方的反应　沟通是一种互动,只有说者和听者相配合、相协调,才能够顺利地沟通。对于讲话者来说,不能一味的滔滔不绝地自己说,还必须注意听者的心理反应,观察听者表情的变化,根据对方的反应及其变化,恰当地改变、调整交谈的内容和形式,尽量让对方参与进来。

(二) 交谈

交谈是沟通信息、沟通情感、建立友谊、引导说服、教育管理、解决矛盾的重要途径,是连接人与人之间思想感情的桥梁,是增进友谊、加强团结的一种动力。交谈是护理工作中最主要的语言沟通形式,是护士在进行护理评估、护理诊断、护理计划制定、护理措施实施及护理效果评价时的重要手段,因此护士必须掌握交谈的技巧,以便能获取更多的信息。

1. 交谈的基本类型

(1) 个别交谈与小组交谈　个别交谈指在特定环境中两者之间的交谈,如责任护士与其管理的某患者之间的入院护理评估;小组交谈指 3 人或 3 人以上的交谈,如责任护士向若干患者进行某疾病的健康宣教。为了确保沟通信息的畅通,小组交谈人数最好控制在 3～7 人,最多不超过 20 人。

(2) 面对面交谈与非面对面交谈　面对面交谈指交谈双方在同一个空间、彼此视线所及范围之内。例如,责任护士向管理的某患者进行操作前的解释等。非面对面交谈指不受空间和地域的限制,双方借助电话、互联网等沟通工具采取的交谈方式。例如,护士向某出院后的患者进行护理质量或病情康复情况的回访等。护理科研收集调查问卷时也可采取此种形式。

（3）一般性交谈和治疗性交谈 一般性交谈通常用于解决一些个人或家庭的问题，交谈内容可以较广泛和随意，不涉及健康或疾病问题；治疗性交谈一般用于发现和解决患者的健康问题。护患之间的交谈通常都属于治疗性交谈。

2. 交谈的技巧

交谈一般分为 3 个阶段，即交谈的开始、进行和结束。

（1）第一阶段：交谈的开始 俗话说："一个好的开始就是成功的一半"，因此交谈开始是非常重要的。交谈的开始就决定了整个沟通的基调，决定了本次交谈顺利与否。

1）创造良好的交谈氛围：一个轻松、安静、舒适的交谈氛围，有利于交谈双方进入角色。护士应礼貌称呼患者，主动介绍自己，并可以通过表达对他人的关心拉近两人的距离。例如，治疗开始前，可以先轻声地问一句"现在怎么样？感觉好点了吗"？有时不知该怎么开始交谈，可以触景生情，从身边的事情说起，然后再逐渐转入正题。例如，护士与手术前的患者沟通，为了减轻患者的焦虑情绪，使患者放松心情，可以从患者的面色、表情等开始谈起，然后再转到手术话题。

2）给对方留下好的印象：交谈不仅仅是语言的沟通，更多的信息还要通过非语言形式传播；不仅仅是听觉，视觉的感受也非常重要，尤其是第一印象最为重要。有人说，这是一个一分钟的时代，前 30 秒向人们展示你是谁，后 30 秒让别人决定是否接受你。如何才能给别人留下好的印象呢？首先，与别人交往时要注意自己的仪表形象、言谈举止，这些可以展示一个人的素质。护士与患者沟通时，一定要注意着装整洁、庄重大方，以良好的职业形象取信于患者。如果新入院患者与护士交谈时发现护士着装邋遢，行为不庄重，自然会产生不信任感，从而影响护患关系的建立。

3）调动对方交谈的兴趣：交谈是两个人的事，如果仅一方一直喋喋不休地讲，容易让对方失去兴趣。因此，在交谈时应该调动对方的交谈兴趣，这样才能让双方的关系更融洽。为了让交谈的气氛更和谐，最好谈论两个人都熟悉的人或事，或者谈论当前社会生活的热门话题，这样双方都容易进入交谈角色，使谈兴越谈越浓。一定要避免一个人谈论自己熟悉但对方陌生的话题，这样容易让对方对交谈失去兴趣。如果对方不愿意进入交谈或者不擅长交谈，可以主动地让对方谈论他自己的事情或者他所喜欢的话题，这样才能调动对方交谈的兴趣。

4）多了解对方的一些情况：所谓"知己知彼，百战不殆"。交谈也是一样，要想顺利、愉悦地与对方交谈，首先一定要了解对方的一些基本情况，包括生活或工作方面的一些事情，而这些情况要尽可能在交谈的开始从交谈的细枝末节中掌握，也可以从对方的只言片语中作出一个初步的判断。这样可以避免在交谈中有意无意地伤害到别人。因此，护士与患者沟通前应先查阅患者的有关资料，熟悉患者的疾病基本情况，知道对方的喜好或忌讳等。例如，婚育年龄的女性在一起最喜欢的话题就是谈孩子，但如果面对的是一个不能生育的女性,这种话题就容易让对方很难过。

5) 确立交谈的基调:交谈的基调是指以何种身份、态度以及何种方式与对方交谈。交谈一般都有一定的目的,要解决一定的问题,这样在交谈的开始就要确定一个交谈的基调。例如,患者在住院期间与护士发生了冲突,作为护士长要分别与护士和患者交谈以解决问题,护士长与护士交谈可以以一个管理者的身份进行,而与患者则要以一个护士的身份进行。

(2) 第二阶段:交谈的进行

1)进入正题:与他人交谈时,为了创造一个良好的交谈气氛,可以从其他主题开始,但是这并不是交谈的真正目的,不能漫无目的地谈下去,而要尽早地进入主题。有时,即使已经进入了主题,由于交谈的随意性,很容易出现跑题,因此要掌握进入主题或回到主题的方法。

可以通过由此及彼、因势利导,从对方的话语中找到切入主题的契机。在生活中,我们会遇到有一定难度的交谈,开门见山、直奔主题行不通,漫无目的绕圈子也没有意义,这时要注意对方的话语,寻找时机过渡到需要解决的问题上。

也可以通过向对方提问进入正题,或者将偏离的话题拉回来。但提问时应尽可能采取开放式提问,给对方发挥的空间。同时,开放性提问应避免连续发问,给对方以思考的机会。穷追不舍地发问容易使对方紧张,也会感到疲乏、厌倦,进而对交谈失去兴趣。另外,提问要避免询问会使对方难堪、尴尬的问题,这类问题容易引起对方的不快甚至反感,会影响交谈的进行。

2) 话题的转变:交谈的话题一般不会一直不变。如果碰到对方不感兴趣的话题,比较困难或比较敏感的话题,或者别人问到我们不能或不愿回答的问题时,这时可以考虑转变话题,避免导致交谈中断。转变话题可以直接转向其他问题,这样话题的可控性比较强。例如,在病房内,患者问护士:"你长得真漂亮,你结婚了吗?给你介绍男朋友吧?"护士可以回答:"谢谢,还是先关心你的健康问题,等你病愈出院后再说吧。"这样既能回避问题,又能开始新的话题。转变话题还可以通过"移花接木"法,它的特点是并没有完全离开对方的问题,而是采取不正面回答的方式,绕开敏感的问题。

3) 交谈中的注意事项:为了促进交谈顺利进行,在交谈中一定要注意一些细节问题,充分表现出对对方的尊重。首先,要注意身体语言的运用。与别人交谈时,手势要规范,掌心向上,五指并拢,禁忌以手指指向他人;要运用目光与对方进行视线沟通,禁忌目光散漫和不必要的小动作,如玩弄指甲、衣角,搔头皮等。还要注意听取对方的交谈,切忌自己滔滔不绝地说个没完;不要随意的抢话,要给对方讲话的机会,才会激发对方参与的积极性。最后,要注意礼貌地称呼,既要表现出对对方的尊重,还要恰如其分,这是影响交谈顺利进行的一个重要因素。

(3) 第三阶段:交谈的结束　做事应该善始善终,不能虎头蛇尾,有个好的开始,还要有个好的结束。与别人交谈亦是如此。然而,有时谈兴正浓,不好意思结束话题,导致交谈无休止地进行下去。为了避免浪费时间,应该掌握一些结束交谈的技巧,既能结束交谈,又不影响双方关系,还能为下次的交谈奠定基础。

1) 善于把握交谈结束的时机:在交谈过程中,如果交谈的主题已经展开,双方的思想已经充分地沟通,这时想结束交谈,要注意对方交谈的间隙。例如一个话题刚结束,另外一个话题还没提出,可以在这个空隙提出,并且要结束得有艺术。如:"我们两个真是太投机了,不知不觉天都黑了,要不我们换个时间,再继续好好聊聊?"另外,还可以抓住一些外在的机会,例如第三方的到来、电话的响声等,这样结束交谈比较自然,不会使对方感到尴尬。

2) 注意捕捉对方的信息:与他人交谈时,不能只根据自己的情况决定交谈时间的长短。有时对方因为有事或者对话题不感兴趣,想结束交谈,这时要尊重对方的决定。在交谈时,要注意观察对方的情况,如果对方不停地看手机、手表,或者频繁变换姿势,这时要明白对方的心思,要适时地结束交谈。

3) 表达感谢及建立友谊的愿望:交谈结束时,要表达对对方的感谢,圆满地结束交谈,给对方留下好印象,同时为下一次交谈做好铺垫。

(三) 赞美

赞美是发自内心地对于美好事物表示肯定的一种表达。威廉·詹姆士曾精辟地指出:"人性中最为根深蒂固的本性就是渴望赞赏。"赞美别人,仿佛用一支火把照亮别人的生活,也照亮自己的心田,有助于发扬被赞美者的美德和推动彼此友谊健康地发展,还可以消除人际间的冷漠和怨恨。赞美是一件好事,但绝不是一件易事。赞美别人时如不审时度势,不掌握一定的赞美技巧,即使你是真诚的,也会变好事为坏事。所以,开口前一定要掌握一定的赞美技巧。

1. 赞美的意义

(1) 赞美是满足内心需求的精神食粮　心理学家马斯洛的需要理论指出:人的需要是无止境的,从最基本的生理需要到个人价值的实现是一个不断升华的过程。现代人更注重自我意识和自我实现,因而对荣誉和成就感的需要也超过了任何时代。一个人取得的成绩、进步总希望得到社会的认可,在心理上得到满足,赞美就是一种最直接、最有效的肯定方式。

(2) 赞美是激励人成功的动力　卡耐基在《人性的弱点》中把"表现真诚的赞扬和欣赏"当作一条重要的处事规则,这是他对许多伟人、成功者实践的总结。他发现使一个人发挥最大能力的方法就是赞美和鼓励,因为每个人都有"实现个人价值的欲望"。例如,"好孩子是夸出来的",孩子考试中取得了好成绩得到了大人们的称赞、夸奖,孩子会更加努力学习以取得更好的成绩。

(3) 赞美是促进人际关系和谐的润滑剂　赞美在改善人际关系、缓解紧张与对持状态方面具有神奇的效果。消除摩擦和不愉快,有效的办法就是关注对方,发现其优点并且表达出来。

(4) 赞美使自己更完美   赠人玫瑰,手留余香。赞美与被赞美是相互的,赞扬他人,同时也感受被他人欣赏的快乐。在人际交往过程中,用心地观察、主动寻找他人的优点,对他人给予针对性的赞扬。对他人赞美所带来的积极影响同时会潜移默化地影响到自己,也会留下痕迹和烙印。

(5) 赞美是一种生活态度   当人们有了赞美的意识后,生活状态以及生命的质量都会有所提高。当赞美成为人的习惯化的思维方式和行为方式时,人更容易形成一种积极向上的生活态度。

2. 赞美的技巧

(1) 详实具体   在日常生活中,人们有非常显著成绩的时候并不多见。因此,交往中应从具体的事件入手,善于发现别人哪怕是最微小的长处,并不失时机地予以赞美。赞美用语越详实具体,说明赞美者对对方越了解,对对方的长处和成绩越看重。让对方感到你的真挚、亲切和可信。

(2) 情真意切   只有名副其实、发自内心的赞美,才能显示出它的魅力。虽然人都喜欢听赞美的话,但并非任何赞美都能使对方高兴。无根无据、虚情假意地赞美别人,不仅会使对方感到莫名其妙,更会觉得赞美者油嘴滑舌、诡诈虚伪。真诚的赞美不但会使被赞美者产生心理上的愉悦,还可以使你经常发现别人的优点,从而使自己对人生持有乐观、欣赏的态度。

(3) 因人而异   赞美要因人而异,即使是相同的事由,也不应该用同样的方式来称赞所有的人。每一个人的职业、行为、见解、个性、人品、经历、装扮都不一样,要深入地了解他人,有针对性地给予赞扬。在聚会中,千万不要搬出不久前刚称赞过其中某一位的话再次恭维其他人。要仔细想一想,每位同伴与其他人相比,到底有什么突出之处,这样就能因人制宜,恰到好处地赞美别人。

(4) 合乎时宜   赞美的效果在于相机行事、适可而止,真正做到"美酒饮到微醉后,好花看到半开时"。当别人计划做一件有意义的事时,开头的赞美能激励他下决心做出成绩,中间的赞美有益于对方再接再厉,结尾的赞美则可以肯定成绩,指出进一步的努力方向,从而达到"赞美一个,激励一批"的效果。

(5) 雪中送炭   最需要赞美的不是那些早已功成名就的人,而是那些因被埋没而产生自卑感或身处逆境的人。他们平时很难听一声赞美的话语,一旦被人当众真诚地赞美,便有可能振作精神,大展宏图。因此,最有实效的赞美不是"锦上添花",而是"雪中送炭"。

3. 赞美的误区

(1) 赞美与阿谀奉承、鼓励同出一辙   在现实生活中有人认为,赞扬别人,就是拍马屁;确实是发自内心的赞扬,却被对方认为是在开玩笑。为什么别人会怀疑赞美者的诚意呢？赞美和阿谀奉承有很明显的区别(表2-1)。

表2-1 赞美与阿谀奉承的区别

比　较	赞　美	阿谀奉承
目的不同	为听者、为他人的目的	为了自己的个人私利
对象不同	身边所有人	针对对利益有影响、有用处的权力人物
来源不同	发自内心，表里一致	表里不一
程度不同	实事求是	夸大其辞

赞美和鼓励看起来很相似,其实还是不同的。赞美更多地针对成果和优点,虽然它也能增强人的自信心,但过多的赞美会容易使人难以正确地认识自己,或变得在意别人的意见,难以承受失败。鼓励则不同,它肯定的是人取得成功的过程,包括人的能力和努力,在承认个人成就的基础上引导人们向更高的目标迈进。

(2)赞美他人会降低自己 有人认为赞美了别人的长处,承认他人比自己强,自己就比他人矮半头,通常这些"吝啬"赞美的人是人群中比较优秀的一族,说明在他们潜意识中有某种妒忌是不愿意承认的。

(3)赞美可能使他人忘乎所以 有人认为,赞美别人容易让人产生骄傲情绪,满足于当前的成果而止步不前。在生活中确实有这样的事,但不能因为如此就吝惜赞美。凡事不是绝对的,不能因噎废食。在赞美别人的时候,为了避免让别人忘乎所以,一定要把握好赞美的度,不能夸大,夸大优点会容易让人产生骄傲。

(四)批评

现代汉语词典中批评有两个含义,一是指出别人的不足和缺点;另一个意思是批阅过后评价其优缺点,帮助其向更好的方面发展。有人认为声色俱厉的批评才显得威严而有力,但现实中很多时候这种批评并没有得到预期的效果,有时还适得其反。古人云:"良药苦口利于病,忠言逆耳利于行。"但如果"良药不苦、忠言不逆耳"也能达同样的效果,岂不是皆大欢喜。因此,批评别人的时候,掌握一些艺术,应用一些技巧,就会使"良药不苦、忠言不逆耳"。

1. 对批评的认识

(1)对待批评的态度

1)害怕、拒绝:喜欢别人的赞扬和认可是人的本性,而害怕、拒绝批评也是人们常有的心理。有的人犯了错误怕受到批评而采取一些措施去掩盖错误,这样就会导致一错再错。例如,某护士没有严格遵守查对制度而给患者用错了药,由于害怕护士长批评,她发现错误后也没有及时报告错误而延误了改错的最佳时机,结果导致患者身体遭受伤害,最终害人害己。

2) 辩解：有些人犯了错误后害怕受到别人的批评，因此想尽办法为自己辩解。之所以会这样，是因为自尊心在作祟，他不轻易承认自己的错误。例如，某护士在匆忙中给患者换错了药，护士长批评她时，她却一直强调工作太忙、光线太暗等原因，而不分析自身原因。

3) 推卸责任：有些人犯了错误后总想把错误归咎于别人，从而推卸责任，这种人也不能真正地认识自己的错误。

因此，在社会交往中，我们必须提高自身修养，保持"闻过则喜"的态度，正视别人的批评，虚心地接受并改正缺点，同时还要勇于开展自我批评。

(2) 批评可能带来的不良后果　批评的初衷是为了让被批评者改正错误，向好的方向发展。然而，过度的批评会降低他人的积极性。例如，护士在给患者进行胃管插管时需要患者的配合，但患者有时配合不好，如果护士不断地批评他，这样会让患者彻底失去信心。

有时不当的批评还会引发矛盾和冲突。如果批评别人不注意场合、措辞容易伤害别人，进而出现矛盾和冲突。例如，某护士看到一个农村患者到医院门诊看病时不排队，严厉地指责："你懂不懂规矩呀？这里是大医院，不知道要排队呀？真是没见过世面！"这样的批评会伤害患者的自尊，引起患者很大的不满，甚至引发争吵。

因此，批评他人的时候一定要掌握批评的艺术，这样才能避免批评的负面影响，从而使批评起到应有的作用。

2. 批评的艺术

(1) 选择适当的时机与场合　批评并非可以随时随地进行的，有时时机、场合不对，批评不仅不能起到帮助别人的效果，反而会引起对方的不满甚至出现冲突，因此批评一定要选择适当的时机场合。

1) 尽量避免当众批评：与别人交往沟通时首先要尊重别人。每个人都有自己的自尊心，如果在公众场合批评别人，这样会伤害他的自尊心，甚至他会认为批评者是故意让自己难堪的，这样容易引发被批评者的不良情绪。例如，护生在给患者做静脉穿刺时失败时，带教老师当着病房所有患者及其他实习生的面批评她："你怎么那么笨呀，血管条件那么好你都穿不进，真是笨……"这样的批评会让护生非常尴尬、难堪，甚至引发自卑或不满。

2) 及时批评：当发现对方的错误时应尽早提出，以防止错误的进一步扩大，这样是对对方、对工作的负责。当然，尽早地提出也要注意选择时机，切忌翻陈年旧账。一件事已经过了很久了，别人都淡忘了再提出来批评，让人感觉是批评者故意找事批评他，并且这种批评意义也不大。

3) 在他人主动谈论自己的时候批评：在交谈的过程中，对方主动提到了问题，可以借势进行适当的批评，这样比突然的提出批评更容易让别人接受。例如，护理实习生与带教老师交谈提到自己的静脉穿刺技术时，带教老师可以趁机说："你的穿刺技术确实有待于提高，一定要好好练习……"

4）在双方情绪冷静时批评：在双方情绪激动或不冷静时，不宜提出批评。因为这时提出批评只会起到"火上浇油"的效果，而被批评者不会认真地去思考问题本身，只会更加拒绝、讨厌本来好心的劝说。

5）尊重他人的需要：批评虽然是对对方有帮助，但难免被批评者会有些情绪的变化，因此批评他人时要注意不要在对方准备休息的时候、兴致勃勃或专心致志地做另外的事情时批评别人。例如，一位护士犯了错误，但当时护士在专心地配药，护士长最好不要在这时批评她，否则会引起她分心，容易配错药。

（2）从称赞过渡到批评　心理学研究发现，人在听了赞扬之后再听批评，心理接受容易很多。因此，在批评一个人的缺点时，先寻求他的相关优点，从优点入手，先赞扬，然后再提出"美中不足"，这样更容易让别人接受。例如，护士长对一位护士说："你最近表现不错，比刚来的时候有了很大的提高，对患者的态度也非常好，很多患者都表扬你，但是如果你的护理技术再提高一些的话，那样会更好……"这位护士听到这样的话，会很受鼓舞，会更努力地去提高护理技术，如果护士长直接批评她的护理技术比较差，她可能会觉得很委屈。因此，在批评他人时，先肯定对方的优点，再提出缺点，这样更容易实现批评的目的。

（3）暗示批评法　暗示的方法是一种间接指出他人错误的方法。很多时候，对对方的错误没必要直接提出，而可以通过暗示，让对方自觉地认识到自己的错误，从而领悟到说话者的意图。例如，某护士看到病房里吸烟的患者，无须正面批评患者，而是可以指指墙壁上的禁烟标识或敲敲氧气筒等来暗示患者医院的相关规章制度。这种暗示批评法既可以保全对方的面子，又能启发对方自觉认识到错误，从而起到相应的效果。

（4）寓教育于批评　这是一种批评的引申，也就是说批评时并不只单纯地指出对方的错误，还要帮助对方分析错误的根源、危害及改正、克服的方法。这种方法旨在讲清道理，在帮助对方分析的时候要"动之以情，晓之以理"，这样对方容易接受，并且有助于对方克服不足。不过，这种方法有一定的难度。批评者必须有一定的人生阅历和思想水平，并且还要较强的逻辑思维，在帮助对方分析问题时必须要让对方信服，否则达不到预期的效果。

（5）认同批评法　认同是指一方积极地寻求与另一方的共同点。在批评中使用认同法，批评者在批评对方前先提出自己曾经犯过类似的错误，然后再指出对方的错误，这种从批评者的角度做出认同，可以引起对方在心理上的认同，并且在此基础上批评对方，对方容易接受。还可以借鉴批评者的经验克服错误。例如，护士长想批评一位不求上进的护士，她可以这样说："我在你这个年龄的时候，也是不求上进，总想着玩。但是如果一直这样下去就会被社会淘汰……"

（6）含蓄批评法　古人云："将欲取之，必先予之"。这种批评方法不仅不直接指出对方的错误,而且还要给被批评者一个与其错误做法相反的正确的评价,让对方自己意识到自己的错误,并积极努力地改正错误。此法也称为正话反说批评法。不过,使用此法时一定要把握好说话的语气、分寸,否则会让人感觉是在挖苦、羞辱别人。

(7) 幽默式批评法 幽默即妙趣横生,令人发笑,又精辟入理,令人回味。在批评过程中,使用富有哲理的故事、有趣的双关语、形象的比喻、诙谐的言语等等,使批评在轻松愉快的气氛中进行,能收到事半功倍的效果。细雨润物无声,实为造化;武士踏雪无痕,堪称神奇。批评当以人为本,顺其自然,利用本性,达到无声、无痕。

批评的方法除此以外还有很多,无论哪种批评,只要使人容易接受,受到良效,为自己的言辞裹上"糖衣"又如何? 只有这样才能达到"良药不苦更利于心"的效果。

3. 批评措辞的选择

"良药苦口利于病,忠言逆耳利于行",古人把"忠言"与"苦药"等同,足见批评的话确实不中听。因此,开展批评时,既要讲究技巧,更要讲究语言艺术,像药师把"良药"外包上糖衣一样,把批评的话变得顺耳、悦耳一些。

(1) 避免消极、无益的措辞 很多时候,批评对方会引起对方的不满,不是因为批评的内容不对,而是使用的批评措辞很难让人接受。因此,在批评别人时,一定要注意措辞的选择,并且还要注意语气。首先,批评别人不能使用情绪化的责问。例如,护士发现患者在病房内私自用电器,于是大声呵斥:"你有没有常识? 你以为这是你家呀?"其次,还要注意批评时不能带有贬损意味的攻击,这样容易伤害对方的自尊而引起不满、恼火。批评别人时更不能下否定性的结论,这是很多人容易犯的错误,不能因为别人偶然的错误而对他全盘否定。

(2) 选择积极的词语 在批评他人时一定要注意措辞的使用,尽可能多地使用积极的词语。在斟酌措辞时,要多使用对行为、状态描述客观、中性的词语;尽可能直接、准确、客观地描述对方错误所导致的后果;在提出改善建议时,要以请求的口吻代替命令和抱怨。

(五) 说服

在我们的社会生活中,劝说无处不在。从奥运会的申办、西方国家领导人的大选到各式各样的广告,其实都是在劝说,让别人相信自己,支持自己。在日常生活中,很多时候也会遇到需要劝说的情况,劝说的对象非常广泛,可能是你的父母、上司,可能是你的亲戚、朋友,也可能是你的考官或者陌生人。劝说是一门学问,是沟通这门大学问中的小学问。强有力的劝说能力不仅仅使我们在人生的旅途上获得更多的机遇,而且还能带给我们对自己人生把握的自信和雄心。

1. 说服的概念

狭义的说服就是运用情感和理性使对方改变原来的信仰、态度和行为,是一种有目的主动行为;广义的说服不仅包括对转变的促成,还包括思想、观念的影响、启迪,情感的沟通、认同,以及信息的传递、表达等。

2. 说服的功能

（1）指导和教育 教师对学生、父母对子女的谆谆教导，媒体上所做的关于社会公益或文明方式的倡导、宣传，护理人员对患者的健康教育等，都具有明显的指导和教育功能。在这些方面，如果说服者不具备一定的内涵，就很难引起被说服者的共鸣。

（2）启发和引导 在很多领域中的合作都是源自于一方对另一方的说服。例如，护士在护理过程中需要患者的合作，这就需要护士说服患者，并且启发引导患者按照护士的要求配合。

（3）寻求帮助与支持 大到奥运会的申办，小到学生干部的竞选，都有寻求帮助与支持之意。他们在陈述竞选词的时候，不仅仅是寻找听众，还在寻找支持者，希望得到听者的帮助来实现自己的目标。在遇到困难需要别人帮助的时候，也需要说服别人来帮助自己。

（4）劝解 当发生纠纷时，有效的说服可以化解矛盾，使双方互谅互让，当对方固执己见时，说服更可以令对方放弃原来的错误和偏见。

3. 说服的技巧

（1）了解对方，对症下药 《孙子兵法》曰："知己知彼，百战不殆。"说服亦是如此。要想有效地说服对方，首先要充分地了解对方，要了解对方的内心世界，搞清楚对方为什么会有与自己不同的观点，还要了解对方的性格特点和优势长处。在说服的过程中，要抓住主要矛盾，利用对方的特点来进行说服。例如，护士鼓励孕妇接受自然生产，首先要知道为什么孕妇要选择剖宫产（也称剖腹产），然后分析孕妇的身体条件是否适合自然生产，还要向孕妇讲清楚自然产和剖宫产的利弊等等。

（2）引发对方的需要 很多时候，说服不是为了说服者，而是为了被说服者。这种情况下，说服的时候要重点强调与对方需要有关的话题，这样容易达到说服的目的。在公共场合，这种说服有很多，例如，大街上有关交通法的宣传，通常悬挂"为了您和他人的安全，请不要违反交通规则"的警示牌。在医院里，医护人员对患者的说服一般都属于这种情况，说服患者配合治疗不是为了医院的效益，而是为了患者的健康。因此，在说服患者时要着重强调这样做的目的是为了恢复患者的健康。

（3）利用居家优势 心理学家研究发现，一个人在自己或自己熟悉的环境里，其支配能力要比他在其他地方强，这也就是居家优势。对于说服者来说，在自己或自己熟悉的环境里，心理上非常放松，加之自己的主人身份，使自己更有主动性。而对于被说服者来说，在陌生的环境里难免有些拘谨，再加上"客随主便"的思想，被劝说者很容易给对方面子，这样说服的成功概率就大大提高了。因此，在说服别人时，应充分利用居家优势，如果不能在自己的家中或办公室内，也尽量争取在中性环境下，这样就避免了对方的居家优势。例如，医生想建议患者做某种重大决定时，把患者或家属叫到医生办公室谈效果要比在病房内谈要好得多。

（4）寻求一致，产生共鸣 有些人习惯于拒绝别人的说服，经常处于"不"的心理组织状态之中。应对这种人,如果一开始就提出问题,很难打破他"不"的心理,说服几乎不可能成功。所以,得先努力寻找与他一致的地方,从共性谈起,容易让对方赞同你的话题,使他对话题感兴趣,然后再巧妙地把话题回到正题,而最终得到对方的同意。

（5）事实胜于雄辩　要想说服别人,必须要有一定的理由,并且是能让别人信服的理由。如果向对方提供详细可靠的资料而不仅仅是个人的看法,这样就会增加说服力。因此,用事实说话会使说服容易得多。但运用事实时一定要注意,事实应该真实可靠、无懈可击,否则别人会有被欺骗的感觉;另外,选取事实一定要典型,这样才更有说服力。例如,一位癌症患者在犹豫要不要接受大手术,护理人员可以安排一位手术成功的患者与他沟通,用现身说法来说服患者,这样要比护理人员详细地介绍效果好得多。

（6）情理兼济　情感对每个人的影响是巨大的,每个人都渴望情感,都容易被亲情、爱情所感动。在说服的过程中,先动之以情,缩小对方与自己感情的差距,使对方内心受到触动和影响。在此基础上,再晓以大义、申之利害,这样可以收到比较理想的效果。

（7）晓以利害　两利相权取其重,两害相权取其轻。趋利避害,这是人之常情。在劝说的时候,不能一味地要求对方赞同自己的观点,这样不能让对方信服。正确的做法是晓以利害,分析得失,理性、客观地分析对方如果拒绝说服的后果,这样可以增强劝说的效果。例如,一位患者在手术前因为害怕疼痛而拒绝插导尿管,护士在劝说的时候应该告诉患者如果不插导尿管,术后容易出现尿潴留,进而会影响疾病的恢复。这样,在知道了不良的后果之后患者就容易接受了。

在日常生活中,说服别人的方法还有很多。总之,说服别人,赢得赞同的能力不是神秘的天赋,通过学习一些说服的技巧,一定可以提高说服能力。

（六）拒绝

拒绝是否认、回绝或不同意见的表达,是人际交往之中的逆势状态。拒绝总是令人遗憾的,但却又是难以避让的,所以拒绝时必须以得体的方式进行,把对方的不满和不快控制在尽可能小的限度内。如果不该拒绝的拒绝了,有时会耽误大事;如果该拒绝的不拒绝,轻易承诺了自己不愿意或者不应该或者不必要或者不能履行的职责,不仅事情办不成,最终甚至会自食恶果。可见该拒绝的就得拒绝,只是应该讲究拒绝的策略。但是无论采用什么方式拒绝,都必须以减少对方不悦和失望、寻求其谅解和认同为基本原则。

1. 应该拒绝的场合

沟通是最大限度地实现人们情感与思想的联系过程,但人们不能为了加强与别人的联系而一味地永远趋同别人,很多时候,必须坚持自己的原则,要学会对别人说"不"。那么,通常在哪些场合需要我们坚定地说"不"呢?

1）与我们的人生观、价值观相距甚远的意见或要求。

2）他人希望我们在自己的职务权限内给予某种便利,而这样做有可能违反职业道德或者有关规定时。

　　3) 他人的要求虽然合理,但是由于自身的时间、精力、能力等等限制使我们力所不能及时。

　　4) 他人的劝导例如销售人员的推销与我们的需求不相吻合时。

　　一般来说下列情况应考虑拒绝:①违背自己做人的原则;②不符合自己的兴趣爱好;③违背自己的价值观念;④可能陷入关系网;⑤有损自己的人格;⑥助长虚荣心;⑦庸俗的交易;⑧违法犯罪的行为。

　　2. 难以拒绝的理由

　　拒绝别人,意味着不赞同对方,可能会伤害对方的自尊心,并且可能使对方的某个相关的愿望不能实现,进而可能会影响双方的交往。因此,很多时候,人们在一些需要拒绝的事情面前感到为难,其原因主要有以下几点。

　　(1) 担心影响双方的关系　很多人担心影响双方的关系而不敢说"不",尤其对亲朋好友的请托,推辞的话语更是不容易说出口,一些人犯错误甚至违反法律就是这种心理在作祟。

　　(2) 害怕得罪他人　主要表现在不敢发表不同的意见,有时是畏惧强权,害怕他人记恨,日后报复。

　　(3) 不好意思拒绝　因为双方关系非常好,加之对方的请辞态度非常热情,导致不好意思拒绝对方,害怕打击对方的情绪。

　　总之,很多时候,对别人说"不"是很困难的,主要是害怕伤害他人的自尊和情感。但是,有时候,说"不"又是不可避免的,因此要学会拒绝别人的技巧,尽可能把这种伤害降低到最小,"勇敢说'不',学会说'不'"。

　　3. 拒绝的技巧

　　(1) 暗示拒绝法　暗示拒绝法主要是通过身体姿势、动作、行为、表情等一些非语言的信息传递拒绝的意图,目的是使对方免受直接拒绝的语言刺激,而能从行为举止上发现某种否定的味道,从而主动收回或者终止原来的要求。日本心理学家石川弘义提出了很多暗示拒绝的方法,如倾斜身体与对方交谈、中断微笑、沉默,或通过表示身体状态不佳的动作暗示拒绝等等。通过这些非语言动作,让对方明白拒绝的意思,可以避免双方的尴尬,减轻对对方自尊的伤害。不过,这些非语言行为有些是不合乎交往礼仪的,在使用时,一定要把握分寸,注意分清时间、场合、对象。

　　(2) 含蓄拒绝法　难以拒绝别人的难点之一就是容易伤害对方的自尊心。含蓄拒绝法是比较容易让对方接受的一种拒绝方法,因为它可以在最大限度上照顾对方的自尊。它不是就事论事,直接拒绝,而是通过给予笼统、不明确的答复、使用模棱两可的句式或将问题不断抽象化来间接地、巧妙地、委婉地拒绝。这样对方一般都会明白拒绝的意思,而又没有直截了当地提出拒绝,既达到了拒绝的效果,又不伤害对方的自尊,有助于维护两者之间的关系。

（3）转换拒绝法　转换拒绝是将拒绝的原因转向其他有关的人和事上，或者利用与话题内容相邻以及内在逻辑的联系进行转移，从而使对方不失自尊地接受拒绝。例如，可以将责任转向团体或者其他人，也就是说并不是以自己个人的身份表示拒绝的，这样可以让对方明白自己的用意或为难之处，同时也"保护"了自己。也可以通过先肯定后转折或者不断转换话题来进行拒绝。

（4）退步拒绝法　所谓退步拒绝法，是指不完全拒绝对方，在态度上、行为上做出某种让步，答应他人的某些请求，肯定他人的部分意见，从而达到拒绝对方的其他或者大部分意见和请求的目的。可以在言辞、态度上让步，也就是说虽然事实上不能实现，但并不完全否决，可以给对方一种尽力而为的态度，这样即使最后没有成功，也不至于被对方怪罪。也可以从行动上让步，虽然不能完全满足对方的愿望，但可以实现对方的部分愿望，或者提出另外解决问题的方案以补偿对方。

（5）客观理由拒绝法　客观理由拒绝法是指强调主观上是愿意尽力帮忙的，但是客观上却有许多障碍，用客观条件的限制来拒绝，表明一种爱莫能助的态度。使用这种方法拒绝别人时，一定要对客观条件进行详细的分析，让对方觉得被拒绝是无可厚非的，否则会被别人误解为有主观拒绝之嫌。

4.拒绝的注意事项

（1）说话一定要委婉　即使真的爱莫能助，也应该以委婉的方式拒绝他人，而不应该态度生硬甚至冷淡。否则不仅会让对方很失落，而且还会滋生不满情绪，甚至因此怀恨在心。所以，在拒绝他人时，说话方式应该尽量委婉，语气要尽量缓和，尽量使对方感觉到我们的拒绝是出于无奈，我们对于爱莫能助同样感到很遗憾。

（2）态度一定要诚恳　不管怎么说，拒绝他人的请求总是令人不快。艺术化地拒绝对方，无非是想减轻对方的失落情绪。因此，在拒绝他人时一定态度诚恳，否则易使对方误解我们有幸灾乐祸的感觉，而使双方关系受影响。

（3）拒绝一定要明确　如果确实不能相助，那么就应该立即拒绝对方，以便使对方有足够的时间另谋出路。而似是而非的拒绝、无缘无故的拖拉、答应了别人又反悔，都会使别人原本不安的心情加剧，如果最后帮到了别人还好，如果因此给对方造成了影响，对方无疑会对我们非常失望。

三、护患语言沟通的技巧

为了保证护患交谈的顺利进行、确保其效果，护士可根据具体情况适时、智谋地运用以下交谈技巧。

（一）倾听

倾听是指全神贯注地接受和感受交谈对象发出的全部信息（包括语言和非语言信息），并做出全面的理解。倾听将伴随整个交谈过程，是获取信息的重要渠道。

1. 有效倾听五部曲

(1) 准备倾听　首先,倾听者给讲话者一个信号,给讲话者以充分的注意;其次,准备倾听不同意见,从讲话者的角度想问题。

(2) 发出准备倾听的信息　通常在听之前会和讲话者有一个眼神上的交流,显示你给予信息发出者的充分注意,这就告诉对方:我准备好了,你可以说了。要经常用眼神交流,不要东张西望,应该看着对方。

(3) 采取积极的行动　积极的行为包括频繁的点头、鼓励对方去说。在听的过程中,也可以身体略微地前倾而不是后仰,这样是一种积极的姿态,表示着你愿意去听,努力在听。同时,对方也会有更多的信息发送给你。

(4) 神入式倾听　神入式倾听指在努力获取与理解信息的过程中投入了包括智力、情感以及肌体在内的整体的活动。神入式倾听不仅要动用听觉,还要动用整个身心,并且必须关注对方有意无意表露的非语言信息,即通过对方的面部表情、语音语调、姿势体态等进一步理解说者的话。

(5) 理解对方全部的信息　倾听的目的是为了理解对方全部的信息。在沟通的过程中若没有听清楚、没有理解时,应该及时告诉对方,请对方重复或者解释。

2. 倾听的注意事项

(1) 目的明确　在与患者交谈时,护士应善于寻找患者传递信息的价值和含义。

(2) 控制干扰　护士应做好充分准备,尽量降低外界的干扰,如关闭手机或回避第三者等。

(3) 目光接触　护士应与患者保持良好的目光接触,用30%～60%的时间注视患者的面部,并面带微笑。

(4) 姿势投入　护士应面向患者,保持合适的距离和姿势。身体稍微向患者方向倾斜,表情不要过于丰富,动作不要过大,以免患者产生畏惧或厌烦心理。

(5) 及时反馈　护士应适时适度地给患者发出反馈。护士可通过微微点头、轻声应答"嗯"、"哦"、"是"等,以表示自己正在倾听。

(6) 判断慎重　在倾听时,护士不要急于作出判断,应让患者充分诉说,以全面完整地了解情况。

(7) 耐心倾听　患者诉说时,护士不要随意插话或打断患者的话题,一定要待患者诉说完后再阐述自己的观点。无意插话或有意制止患者说话均为不礼貌的举动。

(8) 综合信息　护士应综合信息的全部内容寻找患者谈话的主题,主要是患者的非语言行为,以了解其真实想法。

3. 护士的倾听和反馈技巧

(1) 参与　指护士全身心地投入,显示对患者的关切,以使患者畅所欲言。

参与的表达方式如下:

1) 面向患者,与对方保持合适距离(0.5～1.2米),双方距离也可以能看清对方的表情为标准。

2）全神贯注。

3）适时给予反馈,如适时点头、微笑或者发出"嗯"等语气词。

4）不要打断对方的诉说。

5）不要急于下判断。

6）注意患者的非语言行为,如皱眉头、看表、呻吟等。

（2）核实　护士在倾听中,为了校对自己理解是否准确时所采用的技巧,就是证实自己的感觉。核实技巧的适当应用,会有助于建立信任感和移情感。

护士确认自己感觉的具体方法:

1）重述或复述,护士一般情况不执行口头医嘱,急救或手术时若执行口头医嘱,必须先复述一遍,确认无误后方可执行。

2）改述:将患者的言外之意换一个角度,换一种方式说出来。

3）澄清:护士将患者一些模棱两可、含糊不清、不够完整的陈述理解清楚,其中也包含试图得到更多的信息。例如,"我不完全了解您所说的意思,能否告诉我……的意思是不是……"

4）总结:倾听结束后护士用简单总结的方式将患者所述的重复一遍。在核实时应留有一些停顿的时间,以便患者及时纠正、修改或明确一些问题。

（3）反应　反应是把客观事物事实反映出来,是一种帮助患者领悟自己的真实情感的交谈技巧,也称释义。

如何进行正确的反应:

1）识别患者感受:例如患者的疼痛痛在哪里,疼痛时的想法和感受。

2）理解患者感受:护士应用同感明白患者的感受。

3）概括患者感受:护士可以对患者说出自己是如何理解他的感受的。

4）正视其感受:护士帮助患者正视目前的局面和问题,向其列出解决问题可能采取的措施,并帮助其做出合理的抉择。

护士做出反应时应注意:不急于下结论,不做无关应答,不做虚假保证。

很多实习护士给患者打针时都曾经遭遇过患者拒绝的问题,这时,我们应该耐心倾听患者拒绝的理由:有可能是患者害怕打针带来的皮肉之苦,也有可能是担心实习生技术不熟练增加痛苦,还有可能患者曾经目睹过实习护生的不良印象。因此,实习护生要理解患者的拒绝,并竭尽所能进行说服工作。例如,若拒绝的患者是因为担心打针所致的痛苦,我们应该列举生活中可能的皮肉疼痛如蚊子叮咬所致的痛感来进行有效解释;若是患者拒绝是因为对实习护生的信任危机,我们则应该向患者承诺会以最好的技术,尽最大努力为患者服务;又若是自己的失误造成患者的痛苦,实习护生更应该及时承认错误,并向患者致以最诚挚的歉意。

（二）核实

核实是指在沟通过程中，为了验证自己对内容的理解是否准确所采用的沟通策略。核实既可以确保护士接受信息的准确性，也可以使患者感受到自己的谈话得到护士的重视。护士核实信息的方式有重述、澄清两种。

1. 重述

重述包括患者重述和护士重述两种情况。一方面，护士将患者的话重复一遍，待患者确认后再继续交谈，如对方说："我感到很冷"，护士可复述一遍："你感到很冷，是吗？"另一方面，护士可以请求患者将说过的话重述一遍，待护士确认自己没有听错后再继续交谈，也可以是护士请求患者将自己交代的某些注意事项复述一遍。

2. 澄清

澄清是指护士根据自己的理解，将患者一些模棱两可、含糊不清或不完整的陈述描述清楚，与患者进行核实，从而确保信息的准确性。有一些常用的字或词往往需要澄清，因为它们不是对每一个人都具有同样的意义。如：大、小、一些、许多、很少、多数、经常等。例如，患者说："我每天抽少量烟。"护士则应该核实："请你告诉我你每天抽几支烟。"又如患者告诉护士午饭的饮食情况时，护士说："您中午吃了一个馒头，一碗稀饭和半碗蔬菜，对吗？"

（三）提问

提问是收集信息和核对信息的重要方式，也是确保交谈围绕主题持续进行的基本方法。为了保证提问的有效性，护士可根据具体情况采用开放式提问或封闭式提问。

1. 开放式提问

开放式提问又称敞口式提问，即所问问题的回答没有范围限制，患者可根据自己的感受、观点自由回答，护士可从中了解患者的真实想法和感受。如："你最喜欢的食物是什么？"。其优点是护士可获得更多、更真实的资料；缺点是需要的时间较长，而且容易使沟通跑题。

2. 封闭式提问

封闭式提问又称限制性提问，是将问题限制在特定的范围内，患者回答问题的选择性很小，可以通过简单的"是"、"不是"、"有"、"无"等即可回答。如："你是否喜欢吃甜食？"。其优点是护士可以在短时间内获得需要的信息；缺点是患者没有机会解释自己的想法。

（四）阐释

阐释即阐述并解释。在护患交谈过程中，护士往往运用阐释技巧解答患者的各种疑问；解释某项护理操作的目的及注意事项；针对患者存在的健康问题提出建议和指导。

阐释的基本原则包括：

1) 尽可能全面地了解患者的基本情况。

2) 将需要解释的内容以通俗易懂的语言向患者阐述。

3) 使用委婉的语气向患者阐释自己的观点和看法,使患者可以选择接受、部分接受或拒绝。

(五) 移情

移情这个词是由西多普·立普斯于 1909 年首次提出的,他将移情定义为感情进入的过程。目前中国出版的各种文献对于移情有多种称谓,如共情、通情、共感、同感、同理心等,均为英文 empathy 一词翻译而来。译法的多样性本身就表明不同领域的研究者和实践者对于移情有着不同的理解和解释。护患交谈中的移情是指从他人的角度感受、理解他人的感情,是分享他人的感情,而不是表达自我的感情,也不是同情、怜悯他人。简而言之,移情就是设身处地换位思考,是从对方的角度来观察世界。因此,移情是沟通人们内心世界的情感纽带,是建立人际关系的基础。在护患交谈过程中,为了深入了解患者、准确地掌握患者的信息,护士应从患者的角度理解、体验其真情实感。

(六) 沉默

古人云:"沉默是金。"沟通中利用语言技巧固然重要,但并不是唯一可以帮助别人的方法。很多时候,再多的语言都无能为力,反而不如沉默,起到此处无声胜有声的效果。

1. 沉默的作用

1) 表达护士对患者的同情和支持。

2) 给患者提供思考、诉说和宣泄的机会。

3) 缓解患者过激的情绪和行为。

4) 给自己提供思考、冷静和观察的时间。

2. 沉默的应用

护士在与患者沟通中,尤其要注意沉默的使用。当患者受到情绪打击或哭泣时,护士可以向对方说:"如果您不想说话,您可以不说,我希望能在这里陪您一会,好吗?"这时护士以沉默的态度表示对患者的关心,并且这种关心比滔滔不绝的劝说更容易让患者接受。

3. 打破沉默的方法

当然,沟通中不能采取一味的沉默,这样沟通就不能顺利进行。因此,护士还应掌握适当打破沉默的方法。例如,护士可以说:"您是不是还想说什么?(停一下)如果没有的话,我想我们可以讨论其他的问题了。""您看起来很安静,您是否可以告诉我您现在正在想些什么?"当一个人在话说到一半的时候,突然停下来,护士可以说"还有呢"或"后来呢"。或者重复其前面所说的最后一句话来帮助患者继续说下去。

（七）鼓励

在与患者的交谈过程中,护士的一个微笑,一个鼓励的眼神,都会拉近与患者的距离,增进与患者的情感,同时也可以增强患者战胜疾病的信心。人遇到不幸时,常常需要得到别人的安慰和鼓励。当患者遇到较大的心理打击时,护士可以鼓励患者及时表达自己的失落、沮丧或悲哀。另外,护士还应创造一个舒适的环境,制造一种融洽的气氛,以鼓励患者表达内心的感受,激励其潜在的热情,调动其自身的积极性,从而促进患者身心早日康复。

总之,语言是一门古老而复杂的科学,是一种艺术。语言沟通的技巧和艺术手法都只能在实践中领会和掌握。因此,我们必须在实践中多学习,多尝试,不断总结,逐步积累经验,提高语言沟通的能力。

第二节　非语言沟通

非语言沟通是借助非语言符号,如人的仪表、服饰、动作、表情等,以非自然语言为载体进行的信息传递。在沟通中,信息的内容部分往往通过语言来表达,而非语言则作为提供解释内容的框架,是语言沟通的自然流露和重要补充。在人际沟通中语言沟通大概占 35%,非语言沟通占 65%。因此,在护患沟通过程中,护士掌握非语言沟通技巧是非常有必要的。

一、非语言沟通的特点

非语言沟通的主要特点包括真实性、广泛性、持续性、情景性。

1. 真实性

非语言交流有时是无意识的,它不像语言性交流时可以更有意识地控制词语的选择,它更趋向于发自内心,并难以掩饰,所以非语言行为比语言行为更具有真实性。

2. 广泛性

非语言沟通的运用是极为广泛的,即使在语言差异很大的环境中,人们也可以通过非语言信息了解对方的想法和感觉,从而实现有效的沟通。例如微笑是世界通用的语言。

3. 持续性

沟通是个持续的过程。在整个沟通的过程中,自始至终都会贯穿有非语言的形式。从沟通开始,双方的仪表、举止、表情、距离就传递出相关的信息,显示着各种特定的关系。

4. 情景性

受环境的影响,相同的非语言符号,在不同的情境中会有不同的意义。例如,在不同的情境下,流泪既可表达悲痛、委屈的情感,也可以表达幸福、感激等情感。

二、非语言沟通的主要形式

(一) 目光

目光,其传情达意的作用是其他任何沟通形式所不可取代的。它不仅可以表达情感,还可以显示个人特征,甚至还能影响他人的行为。信任、感激、怀疑、恐惧、忧伤等情绪完全可以借助眼神为人所了解,所以目光接触是非语言沟通中的主要信息通道。

1. 目光的作用

(1) 表达情感　目光可以准确、真实地表达人们内心极其微妙和细致的情感。通常,深切注视的目光表示关心、尊敬之意;怒目圆睁的目光则表示愤怒、仇视之意;而回避闪烁的目光则表示害怕、恐惧之意。

(2) 调控互动　沟通双方可根据对方的目光判断其对谈话主题和内容是否感兴趣,对观点和看法是否认同等。目光还可以进行互动,例如说话者开始发言时,经常用目光扫视全场作为信号,而当发言结束时,则往往习惯用目光来征询听者的意见或者允许他人发言。

(3) 显示关系　目光不仅能表明人际关系的亲疏程度,还可以显示人际间支配与被支配的地位关系。一般来说,陌生人之间目光接触的时间相对短暂,关系越亲密,目光接触相互作用的水平也越高。目光还可以用来表示彼此的距离,有人用目光"拒人于千里之外",表示自己与他人的距离。

2. 眼语的构成

(1) 目光注视的时间　与别人交往时,目光的注视时间不同表示的意义也不同(表2-2)。

表2-2　目光注视的时间

意　义	目光注视时间
表示友好	应不时地注视对方,注视对方的时间约占全部相处时间的1/3
表示重视	常常将目光投向对方某个部位,注视对方的时间约占相处时间的2/3
表示轻视	目光时常游离对方,注视对方的时间不到全部相处时间的1/3
表示敌意	目光始终盯在对方身上,注意对方的时间在全部相处时间的2/3以上
表示感兴趣	目光始终盯在对方身上,偶尔离开一下,注视对方的时间在全部相处时间的2/3以上

(2) 注视的角度　注视别人时目光的角度,即目光从眼睛发出的方向,表示与交往对象的亲疏远近(表2-3)。

表 2-3　目光注视的角度

注视角度	意义及应用
平视	常用于普通场合与身份、地位平等的人交往时
侧视	位于交往对象的一侧,面向并平视对方;侧视的关键在于面向对方,若为斜视对方,即为失礼之举。
仰视	主动居于低处,抬眼向上注视他人,以表示尊重、敬畏对方
俯视	向下注视他人,可表示长辈对晚辈的宽容、慈爱,也可表示对他人的轻慢、歧视
环视	指注视在场的每一个人,表示重视、礼貌、一视同仁
睐视	具有多重含义,可表示仇恨、鄙视、轻视、调情、轻佻等
虚视	表示失意、胆怯、疑虑等
盯视	目不转睛地注视某人或某处,表示出神、挑衅,不宜多用

因此,护士与患者进行沟通时,为了显示我们的真诚,与患者处于平等地位,应该建议或帮助患者坐起来;如果是平卧于床的患者,可以把床头摇高,让患者与护士平视。否则,患者容易形成仰视的角度。如图 2-1 所示。

(3) 注视的部位　双方沟通时,目光注视的部位不同表示的意义也不同(表 2-4)。

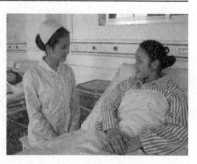

图 2-1　护患沟通平视

表 2-4　目光注视的部位

注视部位	意义及应用
双眼	表示自己重视对方,但时间不宜太久,看久了会变成对视
额头	表示严肃认真、公事公办
眼部-唇部	为上三角,表示礼貌、尊重对方
眼部-胸部	为中三角,多用于关系亲密的男女之间,表示亲近、友善;非亲密关系如果注视代表不礼貌
眼部-裆部	用于注视相距较远的熟人,也表示与对方的亲近、友善,但不适用于关系一般的异性
任意部位	对他人身上的某一部位随意一瞥,多用于在公共场合注视陌生人,最好慎用

(二) 面部表情

面部表情作为非语言沟通是沟通的重要途径,其中,情绪信息就主要是通过非语言途径特别是面部表情来传递的。人的面部神态和表情是非语言沟通中最丰富的源泉(喜、怒、哀、乐),可以跨越不同语言、文化和国界的障碍,传递相似的情感。面部表情既是判断对方态度、情绪的主要线索,也是人类心理活动的晴雨表。俗话说"喜怒形于色",面部表情反应极为灵敏,能真实而迅速地反映各种复杂的内心活动。

笑是人类面部表情最主要的一种形式。

1. 笑的种类

笑的种类有很多,不同的笑所代表的意义及所适用的范围均不同(表2-5)。

表 2-5　笑的种类

种　类	方法、意义及适用范围
含笑	不出声、不露齿,只是面带笑意,表示接受对方,待人友善,适用范围较为广泛
微笑	唇部向上移动,略呈弧形,但牙齿不外露,表示自乐、充实、会意、友好,适用范围最广
轻笑	嘴巴微微张开一些,上齿显露在外,不发出声响,表示欣喜、愉快,多用于会见客户、向熟人打招呼等场合
浅笑	笑时抿嘴,下唇大多被含于牙齿之中,多见于年轻女性表示害羞之时
大笑、狂笑	表现太过夸张,一般不宜在公共场合使用

2. 笑的艺术

(1) 真诚　笑必须是发自内心的,真诚的微笑才能让患者感觉到诚意,从而打动患者。

(2) 自然　笑应该是心情、语言和神情及笑容的和谐统一。自然大方的微笑才能为患者送去生的希望,增强其战胜疾病的勇气。

(3) 适度　笑要适度,笑得过分,有讥笑之嫌,但笑得过短,又给人以虚伪感。

(4) 适宜　笑必须结合工作情境、工作场合。护士的笑必须与患者的表情和心情相适宜。

(三) 肢体动作

1. 手势语

手势通常是指人的双手及手臂所做的动作,是人类在漫长的进化过程中形成并发展起来的一种特殊沟通方式,在人际交往中有着广泛的应用。手势除了能够充分增强人们的语言表现力和感染力之外,还能够在语言不通的情况下传递很多信息。因此,了解各种手势并恰如其分地使用手势语言,对于每一个人来说都非常重要。

令人遗憾的是,并不是所有人都能够将手势运用得恰到好处,在日常生活中,由于种种原因,有些人的手势非常不雅,更有些人因为不懂得手势代表的意思,从而弄巧成拙,引起不必要的误会。

(1) 手势语应用的原则

1) 大方得体:手势是一种传情达意的特殊方式,与说话不妥会引人反感一样,如果使用手势时不注意自己的身份或交谈内容,一味地模仿他人或矫揉造作、扭扭捏捏,不仅会妨碍双方的有效沟通，还会给他人留下没有素质、缺乏教养的印象。

2）准确无误：由于手势是一种无声的语言，而且其内容包罗万象，哪怕是极细微的变化也会改变手势的含义。因此，在使用手势时应尽量做到准确无误，并极力避免使用过于复杂的手势，以免造成沟通障碍或引起他人误解。

3）入乡随俗：在不同的国家，由于历史传统及文化背景等不同，手势的含义也有所不同，甚至意义相反。如大家熟知的"O"形手势在英语世界是"OK"的意思，有着"高兴"、"佩服"、"顺利"等意义，但在法语世界却代表"零"或"没有"，到了日本、东南亚一些国家则代表"金钱"的意思，而在巴西则代表"肛门"的意思。因此，在面对不同人群时，应做到看人使用手势，以免引起不必要的麻烦，从而广结善缘，最大限度地赢得人脉资源。

（2）手势语应用的禁忌　除了掌握以上手势要领以外，我们还必须避免一些手势禁忌，如边讲话边打响指、勾动手指招呼别人、一边说话一边抓耳挠腮、对他人指指点点等，不仅会被视为没有素质、没有礼貌，而且极易招致反感，甚至引发不必要的麻烦。

2. 姿势语

"站有站相，坐有坐相"，不同的场合有不同的身体姿势。人们通过身体的坐卧立行等姿态表现出来的情感、意向、态度等各种信息的综合就是姿势语言。潇洒、自然、大方、得体的身姿总是令人赏心悦目，而矫揉造作、忸怩作态的身姿却让人厌烦。

身体姿势作为一种非语言符号，无声地传递着人的思想感情和个人修养，如护士同患者交谈时，身体前倾，表示热情、感兴趣；身体后仰，显得不在乎和轻慢；双腿乱抖或不停地换姿势，是紧张或不耐烦；拂袖离去是拒绝沟通的表示。身体的姿势和步态可以反映一个人的情绪、健康情况以及自我概念。护士的形体姿态如步履轻盈、身手敏捷等，能给人以热情饱满、充满青春活力的健康形象。因此，护士应该掌握正确的姿势语言。

（四）触摸

触摸是非语言沟通的一种特殊形式，包括专业性抚触及抚摸、握手、拥抱等。触摸可以表达沟通、关心、体贴、理解、安慰和支持等情感，是一种表达非常个体化的行为（图2-2）。

1. 触摸的作用

（1）有利于个体生长发育　母亲与婴儿的触摸不仅建立在接受食物上，而且相互接触所产生的舒适感对婴儿的心理、生理作用具有重要意义。心理学家认为，亲人怀抱中的婴幼儿能意识到与亲人亲密相连的安全感。婴儿抚触使之啼哭少，睡眠好，体重增加快，抵抗力较强，学步、说话、智力发育明显提前；相反，如果缺少或者剥夺这种皮肤感觉上的触摸，就会引起孩子食欲不振、智力发育迟缓、行为异常，例如哭闹不安、心理异常，

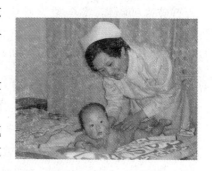

图2-2　婴儿抚触

甚至将头和身体乱碰墙壁。

（2）有利于改善人际关系　科学家经研究发现，人对舒适的触摸感到愉快，并对其产生依恋。例如在日常生活中，孩子与谁的身体接触最多，对谁的情感就最强烈、最依赖。在人际沟通中，沟通双方身体接触程度是情感接纳最有利的证明。

（3）有利于传递信息　当两国元首会见时，相互拥抱以示友好。当医护人员在为患者体检时的触摸，是一种医学专业性的人体接触，是职业需要，也代表一种关怀。

2. 触摸在护理工作中的应用

（1）健康评估　护患交往当中的触摸是一种有效的沟通方式和手段。在评估和诊断患者的健康问题时，触摸是一种重要的工具。如待产的患者诉说腹痛，护理人员轻轻触摸待产者的腹部以观察子宫收缩的强度、持续时间以及间歇时间，是一种职业的接触，也传递了护理人员对患者的关爱。

（2）给予心理支持　触摸是一种无声的安慰和重要的心理支持方式，护士触摸患者可以表达关心、理解、体贴和安慰。如产妇临产剧痛时，护士紧握她的手，抚摩她的腹部，并不时为她擦汗，都表达出关心患者的真诚，使产妇增加安全感，甚至减轻疼痛。

（3）辅助疗法　研究表明，触摸可以激发人体免疫系统，使人精神兴奋，减轻因焦虑、紧张而加重的疼痛；还能缓解心动过速、心律不齐等症状，具有一定保健和辅助治疗的作用。

（五）人际空间

1. 人际距离

在非语言符号系统中，人际距离是一种特殊的无声语言，对人们传达情感和思想、建立关系具有重要的作用。人际距离不仅是人际关系密切程度的一个标志，也是用来进行人际沟通的信息载体。当人处在不同的距离时，其感觉与反应是不同的。护士要有意识地把握与患者的距离，对较孤独的患者、儿童和老人缩短距离，会有利于情感沟通，而对有些敏感患者、异性患者的交往距离应适当远些，以免引起反感或误解。人际距离有4种，详述如下。

（1）亲密距离（0～50厘米）　这种距离一般应用于关系亲密者。如果不具备此条件者打破这种距离，将会视为侵犯个人空间。有时因环境的限制如在拥挤的车厢或地铁内不得已采取此种距离时，应做到不与他人目光接触，不左顾右盼，不扭动身体。值得注意的是，护士给患者进行生命体征的测量、体格检查或进行某些护理操作时可能会因为职业的需要进入这种距离内，如图2-3。因此，需征得患者的同意，并满足患者个人隐私需要，例如操作前解释、说明，用屏风遮挡患者等。

（2）熟人距离（50～120厘米）　熟人距离又叫工作距离，一般是亲朋好友、同事、医务人员与患者等之间的交谈距离。这种距离很少有身体接触，既能体现友好亲密的气氛，又能让人感到这种友好是有分寸的。在医疗护理活动中，护士评估病情或者向患者解释操作目的时,常用这个距离表示关切、爱护。熟人距离是护患沟通的理想距离,与病患大概保持 1 米左右。若患者躺在病床上,护士站立床前时可适当倾身来实现这种距离(图 2-4)。

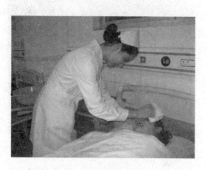
图 2-3　亲密距离

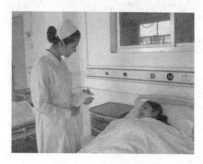
图 2-4　熟人距离

　　(3)礼貌距离(120～350 厘米)　礼貌距离又叫社交距离,这是社交的正常距离。交往彼此的关系不再是私人性质的,而是一种公开性质的,一般表达的是公事公办的态度。在医疗护理工作中,护士交接班、医生会诊、迎送患者时常用这种距离。

　　(4)公众距离(>350 厘米)　公众距离指公共场所内保持的距离,例如授课、演讲等。护士给多位患者同时进行健康教育时也可采用此距离。

　　在人际交往中要根据不同的情况调整与沟通对象之间的距离。

　　2. 界域语言

　　界域语言是指通过当事人座位的方位体现双方关系的一种体态语。人们对位置的选择与彼此间的关系及沟通的目的有关。

　　(1)"汇报谈心式"界域语　"汇报谈心式"界域语适用于医护人员与患者之间的交谈或者向上级汇报工作(图 2-5)。

　　(2)"友好信赖式"界域语　"友好信赖式"界域语常用于关系密切的好友或者是上司与员工谈心(图 2-6)。

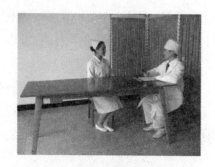
图 2-5　汇报式界域

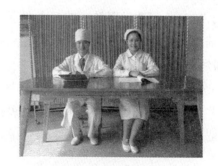
图 2-6　信赖式界域

　　(3)"防范竞争式"界域语　"防范竞争式"界域语多用于谈判,也见于人际关系紧张时(图 2-7)。

　　（4）"互不相关式"界域语　"互不相关式"界域语多用于公共场所,如图书馆、餐厅中陌生人之间等(图2-8)。

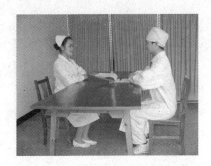
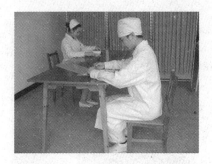

图2-7　竞争式界域　　　　　　　　　图2-8　互不相关式界域

　　护士在工作中应该根据交往内容、交往场合和交往对象选择适宜的界域语,以产生最佳的沟通效果。

（六）类语言和辅助语言

1. 类语言

　　类语言是指人体发音器发出的类似语言的非语言符号,如笑声、哭声、叹息、呻吟、哼哼及各种叫声等。类语言对于说话意义的表达和情感意义的表露影响很大。了解类语言所表达的意义,可以更好地了解说话者的意思。

　　不同的类语言代表不同的意义,如哭声一般代表伤心或者激动等;笑声一般代表高兴、开心;呻吟一般代表痛苦;叹息一般代表无奈;有意识的咳嗽一般可以认为是一种提示符号。当然,类语言所代表的意义并不是绝对的,要结合当时讲话的情景、讲话者的情况及周围环境来理解类语言所代表的含义。

2. 辅助语言

　　辅助语言又称为副语言,是语言的非词语方面,它是言语表达的一部分,但不是言语的词语本身,包括发声系统的各个要素,如音质、音量、声调、语速和节奏等。在人际沟通中,辅助语言对于提高语言表述的意义和艺术性具有十分明显的作用,它可以表达语言本身所不能表达的情绪和态度。

　　一个人的嗓音具有许多特点,如音量大小、音质柔软度、音高及其变化、共鸣、鼻音等,这些特点的单个或综合运用就可以表达语言的特定意思,或友好,或嘲讽,或兴奋,或悲哀,或诚恳,或虚假,甚至自觉不自觉地打开情绪状态的"密码",展示一个人的身份和性格。

　　人们在语言沟通时,同一句话,同一个字,会因为使用不同的副语言而造成人们不同的知觉。例如,人们往往倾向于把说话语速较快、口误较多的人知觉为地位比较低且又紧张的人,而把说话声音响亮,慢条斯理的人知觉为地位较高、悠然自得的人。说话结结巴巴、语无伦次的人会被认为缺乏自信,或言不由衷;而用鼻音哼声又往往会表现出傲慢、冷漠和鄙视,令人不快。不仅如此,一个人激动时往往声音高且尖,语速快,音域起伏较大,并带有颤音;而悲哀时又往往语速慢,音调低,音域起伏较小,显得沉重而呆板;同样,爱慕的声音往往是音质柔软,低音,共鸣音色,慢速,均衡而微向上的音调,有规则的节奏以及含糊的发音;而表示气愤的声音则往往是声大、音高,音质粗哑,音调变化快,节奏不规则,发音清晰而短促。由此可见,副语言确实是一种知觉别人或被别人知觉的手段。

（七）装饰性符号系统

装饰性符号系统主要包括衣着、颜色、气味等方面。

1. 衣着

衣着具有一定的心理学与美学的意义。衣着在一定程度上反映着人的心理特征和社会特征。一般来说,比较深沉、稳重的人,穿戴比较庄重、大方;活泼开朗的人,穿戴往往新颖别致。当然,这不是绝对的,人们可以根据自己所处的文化环境、生活条件、个人的审美价值定向和爱好做出不同的选择。衣着还在一定程度上影响着交际,与别人交往时,衣着一定要整洁、得体、大方,不能邋遢,否则会认为是对对方的不尊重。

2. 颜色

颜色在人际沟通中有着重要的作用。颜色包括人的肤色、装饰物的色泽和环境的色调。在种族歧视的社会里,肤色是影响人际沟通的一个重要因素。另外,由于受社会文化和个人理解的影响,人们对不同的颜色赋予不同的含义。例如,红色通常象征喜庆、热情、胜利,黄色通常象征明快、开朗,金黄色通常象征丰收、希望、辉煌,绿色象征活力、青春、生机、和平,蓝色象征平静、安宁、祥和、忧郁,白色象征纯洁、干净、光明,黑色象征肃穆、庄严、死亡等。因此,在人际交往中,一定要注意颜色的影响,以表示对别人充分的尊重。

3. 气味

在人际沟通中,交际者身上的气味对于对方的心理感受也有很大影响。对于有狐臭、口臭、汗味或口中发出大蒜、生葱气味的人,人们往往敬而远之。因此,与别人沟通前,要注意对自身的气味进行适当的处理,尽可能去除难闻的气味,或使用一些物品使自己能散发出让人感觉心情愉悦的气味,这样有利于与别人的沟通。

除此之外,天气、阳光、背景音乐、场景道具、室内装饰、花卉植物等均属于这类装饰性符号系统。在医院环境里,护士可以充分应用这些符号系统帮助传达自己的语意来达到沟通的效果。

三、护士非语言沟通的基本要求

1. 尊重患者

尊重患者即维持患者的尊严,将患者置于沟通的平等位置上,保持其心理平衡。

2. 适度得体

护士的举止、表情、外表等常直接影响患者对其的信任程度,从而影响护患之间良好人际关系的建立。因此,护患沟通中,护士的姿态要落落大方,笑容要亲切自然,举止要礼貌热情。

3. 因人而异

护患沟通中,护士应根据患者的特点而合理选择不同的非语言沟通方式,以确保沟通的有效性。

第三节　护　患　沟　通

护患关系是在护理过程中护士与患者之间产生和发展的一种工作性、专业性、帮助性的人际关系。在护理实践中,和谐的护患关系是良好的护士人际关系的核心,并影响着其他的人际关系和护理效果。护患沟通是影响护患关系的一个重要因素,要想建立和谐的护患关系,护士与患者必须能够进行有效的护理沟通。

一、护患沟通的意义

在护理过程中,护士与患者的沟通是不可缺少的因素,没有沟通,护理人员无法评估患者、提供帮助和评价护理效果。因此,护患沟通在护理过程中有着重要意义。

1. 建立和促进良好护患关系

在护患关系建立的整个过程中,沟通是重要的影响因素。在初始期,良好的护患沟通有助于建立信任关系,并且护士可以对患者进行全面的评估;在工作期,良好的护患沟通有助于护士更好地帮助患者解决健康问题;在结束期,良好的护患沟通又可以圆满地结束护患关系,给彼此留下美好的印象。

2. 收集患者的资料

患者在医院治疗护理期间,很多的资料收集都是由护士来完成的,而护士收集资料的主要方法就是交谈。没有良好的沟通,护士不可能收集较全面的资料,还会影响对患者的治疗护理效果。

3. 澄清和解决问题

随着医学模式的转变,心理护理越来越受到重视,而心理护理主要是通过护患沟通来实现。在护理过程中,良好的护患沟通可以直接解决患者的很多问题。

2007年11月的一天,某孕妇因难产被丈夫送进北京朝阳医院京西分院抢救。面对生命垂危的妻子,丈夫却拒绝在医院剖宫产手术通知单上签字,原因是顾虑手术知情同意书上所列的各种可能意外及并发症。3个小时后,孕妇在痛苦中死去,一尸两命。试想,如果我们的医务人员在面对患者家属的担心和顾虑时能有效应用沟通技巧,通过耐心地解释或告知,解除其顾虑;又或者,我们的医务人员巧舌如簧,能有效应用说服的技巧,澄清患者家属的错误认知,也许,悲剧根本就不会发生。那么,是什么原因导致了这样的悲剧? 是沟通障碍!

4. 评价治疗效果

在护理结束时,为了更好地为患者服务,不断地提高护理服务质量,护士与患者要进行效果的评价,了解患者对医务人员本身及服务质量的满意度,这也需要良好的护患沟通,才能得到客观、真实的评价。

5. 进行健康教育

护理的目的不仅仅是恢复患者的健康,还要促进人类的健康。健康教育是其中的一种重要手段。健康教育的主要形式是通过护患沟通来实现的。

二、护患沟通的特征

1. 专业性和工作性的沟通

护患关系是一种专业性、工作性的关系,同样护患沟通也是专业性和工作性的沟通。沟通的范畴很广泛,护患沟通是以人的健康为主题的,是在护士工作过程中所进行的特殊沟通。这种沟通要求护士不但要有一定的沟通技巧,还要具有一定的专业知识、技术水平等。

2. 特殊信息内容的沟通

沟通实质上是信息的传递。信息的种类是由沟通的主题、目的等决定的。护患沟通所传递的信息是有关人的健康问题的信息,是一种专业性的特殊信息。如:患者的身体状况;病情进展;患者的生活方式和习惯;当前最明显的不适等。

3. 多渠道、范围广的沟通

护患沟通是一种多渠道、范围广的沟通。

4. 需要运用多学科知识所进行沟通

虽然护患沟通是一种专业性沟通,但沟通中只运用护理专业知识是远远不够的,还需要运用社会学、伦理学、心理学、美学等多种学科的知识,只有这样,才能进行有效的护患沟通。

5. 具有一定伦理、道德和法律意义的沟通

护患双方在护理活动中的行动和权益都是受法律的约束和保护的,也会受道德规范的约束和影响。因此,护患双方在沟通时还要受到法律和伦理、道德的约束,具有一定的伦理、道德和法律意义。

6. 以患者为中心的沟通

沟通的意义是由沟通的双方共同决定的。医疗活动是一个互动的过程,要求医务人员指导,患者配合,否则达不到治疗的目的。因此,护患沟通必须以患者为中心,并且要以患者的健康恢复为目标。

三、护患沟通的原则和策略

1. 掌握有效的沟通技巧

护士要掌握有效的沟通技巧,包括语言沟通技巧和非语言沟通技巧,才能与患者进行有效的沟通。另外,对于一些特殊患者如精神心理疾患患者,聋、哑、盲患者等,还需要护士掌握一些特殊的沟通技巧。

2. 认识妨碍沟通的因素

1) 没有注意个人隐私。

2) 没有关注患者所关心的内容。

3) 无效或不恰当的保证。

4) 转移话题并停留在表浅的层次。

5) 有评判、偏见、成见等态度。

6) 有不符合文化的语言或非语言行为。

7) 过多使用闭合性提问方式,要用开放式提问。

8) 陈词滥调的说教。

9) 急于表达意见。

10) 急于给予建议。

11) 带有贬低含义。

12) 有防御心理。

13) 问过多的"为什么"。

3. 建立信任关系

在护士对患者进行相关干预时,对患者诚实、与他们的想法接近或一致是发展彼此信任关系的基础。

1) 表现出诚实、负责的态度。

2) 建立一种患者可以自由沟通情感、需要的气氛。

3) 不做无谓的许诺。

4) 对患者的合理要求及时满足。

4. 保持一致性

1) 保持情感、思想、行为、用词表达的一致性。

2) 真诚,不设防。

3) 自然、本能地运用人际关系技巧。

5. 适当自我暴露

自我暴露是护士对患者传递的"我也是这样"的一种信息表达,是将自己的思想、期望、感觉和想法与他人的分享。护士在与患者的沟通中如果对患者提出的问题曾经有所感受,可以与患者一起寻找解决问题的方法,从而帮助患者消除疑虑。另外,护士如果适当与患者分享对未来的打算,患者因为感觉受到信任而完全相信护士,从而提高护患沟通的效果。当然,护士不能为了自己的需要进行自我暴露,这样可能遭受患者的怀疑或拒绝。另外,不恰当的暴露还可能使患者发生妄想或幻觉。

6. 提高自我意识

1) 意识到自己的语言和非语言沟通方式。

2) 意识到自己的种族、文化、亚文化价值观、偏见、习俗以及由此对个人行为、认知和评判他人行为的影响。

3) 挖掘自己的成见、偏见、歧视的根源,并试图克服。

4) 区别自己和他人的情感。

5) 感到自己有责任进一步学习,提高自我意识。

7. 培养移情反应

当护士能够明白患者的感情并用语言表达对他们的理解时,护士就传递了移情。因此,护士应尽量了解患者的感觉及体验,利用观察、语言表达和非语言行为等了解患者感受,利用反应、意译、澄清等技巧去证实感觉是否正确。

四、影响护患沟通的因素

1. 护士

护士作为护患沟通的重要一方,其个人因素对沟通具有重要的影响。护士的很多方面,如个人素质修养、过去的工作经历、健康状况、家庭情况、工作压力、与同事的关系都会直接影响护士的思考、注意、态度、情绪等。这些也会反过来影响护士发出和接受信息,影响护患沟通。因此,护士在沟通中的自我意识十分重要。如一个刚因为考试受挫而失望难过的护士,面对患者的提问,可能失去惯有的耐心而对患者不理不睬,为什么?因为她的低落情绪影响了她和患者之间的沟通。

2. 患者

(1) 社会因素　护患沟通的内容与疾病相关,并且受社会因素的影响。有些健康问题很容易讨论,例如骨折、阑尾炎等,但是有些疾病涉及个人自尊或社会问题,如艾滋病、性功能障碍等,讨论时难免会有些尴尬。

(2) 宗教因素　很多宗教都有独特的宗教信仰。2010 年,一对韩国夫妇以宗教信仰为由拒绝给病重的女儿输血而导致女儿死亡。这种患者往往非常的固执,与之沟通也是很困难的。

(3) 家庭因素　有人希望患病后家人都围在自己的身边,但也有些人不希望家人过多的探望,总觉得自己生病是对家人的拖累,非常内疚。这时要尊重患者的意愿。

(4) 视觉受损　因为视觉受损的患者不能领悟非语言信息,与之沟通基本只能靠语言沟通。因此,沟通时护士的语言表达一定要详尽,以确保患者能正确地接受信息。

(5) 听力受损　对于听力受损的患者,可以通过写字、手势等与之进行沟通。有些患者有一定的听力,护士可以通过张大口型、放慢语速、提高音量与之沟通,但在沟通过程中,护士一定要表现出有耐心,否则会让患者有挫败感,甚至产生敌意。

(6) 说话障碍　对于说话障碍的患者可以通过写字进行沟通,也可以通过图片、电脑作为辅助沟通的工具。同样,护士要有耐心,想办法让患者感到有希望、保护良好的自尊,减轻或防止不良情绪的出现。

(7) 意识水平　一般人认为昏迷的患者是无沟通能力的,所以没必要沟通。其实,即使是昏迷,有些患者仍然具有接受信息的能力,能听到护士的语言,能感受到护士的触摸。因此,对于昏迷的患者,在护理操作中仍要进行一些必要的沟通,以示对患者的尊重,也有利于增强患者的信心。

(8) 语言缺乏　虽然双方都会讲话,但是语言不通,这时需要借助字典、图画等进行沟通,或者学习对方简单的语言,或求助于第三方的翻译。

(9) 疾病的程度　疾病的情况影响着患者沟通的欲望。在初期,患者想知道自己疾病的状况,与护士沟通得比较多,当了解了情况后,这种欲望就会有所降低。

3. 妨碍沟通的因素

详见本节"三、护患沟通的原则和策略"中认识妨碍沟通的因素。

五、护患沟通在护理程序中的应用

护理程序包括评估、诊断、计划、实施和评价 5 个步骤,在每个步骤中,都离不开护患沟通。护患沟通贯穿整个护理工作过程中,因此护士在护理工作中适宜选择和应用沟通技巧非常重要。

(一) 评估

1. 沟通障碍的评估

(1) 语言障碍　评估服务对象的母语是什么,是否能与之沟通。

(2) 感官障碍　评估患者的听力、视力是否受损,如有受损要评估其受损程度。

(3) 认知损害　有些疾病如脑外伤、脑肿瘤等会影响患者的理解能力及表达能力,要评估患者说话是否流利、用词是否准确、是否能理解护士的言语、能否正确地接受护士的指导等。

(4) 结构缺陷　评估患者口腔、鼻腔、呼吸系统结构是否有缺陷。

(5) 瘫痪　评估瘫痪是否会影响患者上肢的写字、抬手、握手、耸肩、指点等功能。

(6) 心理疾病　评估患者是否有抑郁、躁狂等,是否影响思维、言语表达。

2. 沟通方式的评估

(1) 语言沟通　要注意内容是否完整、主题是否鲜明、情绪是否稳定。

(2) 非语言沟通　注意面部表情、身体姿势和手势、音调等。

（二）常见的与沟通有关的护理诊断

1）语言沟通障碍。

2）社交障碍。

3）个人应对无效。

4）无能为力。

5）焦虑。

6）自尊受损。

（三）常见的沟通目标

1）满足沟通的需要。

2）选用沟通方法。

3）借助工具有效沟通。

4）重新获得沟通能力。

5）准确感受信息。

6）恐惧、受挫感、抑郁等情况好转。

（四）计划与实施

1. 控制环境

有障碍的患者往往容易感到有挫败感、焦虑、抑郁等，因此要选择安静、光线充足、温湿度适宜的单独的环境，让患者选择舒适的体位，不被打扰。

2. 提供支持

尽量满足患者的身心需求，与之沟通时要表现出极好的耐心，多鼓励、赞扬，不让患者出现挫败感等不良情绪。

3. 提供辅助，改变沟通方式

如果由于患者原因不能进行正常的沟通，可以改变沟通方式，选择患者能够接受的并且有效的方式进行。例如，与有语言障碍的患者沟通时要准备纸、笔、图片或计算机等一些辅助沟通工具，并且尽量多使用非语言沟通。

4. 发展社会技巧和增强人际关系

对于一些无效或社交障碍的患者，应该帮助其发展沟通技巧，鼓励其与病友、工作人员进行沟通。

5. 与特殊需要的服务对象进行沟通

有些患者例如语言不通的患者、失语患者、老年人、缺乏沟通能力的患者、儿童等，不能顺利地与护士沟通，这就要求护士必须要掌握各种特殊的沟通技巧，尤其要注意非语言沟通的使用，这样护患之间才能进行良好的沟通。

（五）评价

1）护患关系和谐。

2）护患沟通有效。

3）患者信任度高,满意度高。

第三章 护理实践中的礼仪规范

1）复述护士日常礼仪、职业形象礼仪及工作礼仪内容的基本原则和要求。

2）简述护士各种日常交往礼仪、职业形象礼仪及工作礼仪的注意事项。

3）简述着装基本原则及护士服饰要求。

4）能在不同情境中合理选择及展示各项护士日常交往礼仪、职业形象礼仪及工作礼仪。

5）能应用仪容修饰技巧塑造得体的职业形象。

6）能应用护士的各种礼仪知识为患者实施整体护理及健康教育。

7）能应用护士的日常交往礼仪、职业形象礼仪及工作礼仪的知识建立良好的人际关系。

8）具有日常交往礼仪、职业形象礼仪及工作礼仪修养，职业形象美好，人际关系和谐。

礼仪是在人际交往过程中得到共同认可的行为规范和准则，是对礼貌、礼节、仪表、仪式等具体形式的统称，而护理礼仪是护理工作者在进行医疗护理和健康服务过程中，形成的被大家公认和自觉遵守的行为规范和准则，是护士在临床护理工作中整体思想水平、文化修养和交往能力的外在表现。学习必要的礼仪常识，不仅有助于提高护士个人修养、表达对他人的尊重，同时也能够为患者带来美的享受，使护理工作获得美的效果，更有助于形成良好的第一印象，增强护患沟通效果。

第一节 护士的日常交往礼仪

一、见面礼仪

见面礼仪，也就是平常所说的相见礼仪，在日常生活中经常用到。和任何人打交道，不论老朋友还是新认识的人,双方只要进行交往,见面礼仪都是不能缺少的。世界各民族由于长期以来居住在不同的地域,受不同的社会环境、生活习惯以及宗教信仰差异的影响,其日常见面致意的礼仪也各不相同。护士在人际交往中常用到的见面礼仪有微笑礼仪、握手礼仪、鞠躬礼仪、名片礼仪、举手注目礼仪、吻手礼仪、接吻礼仪、拥抱礼仪、合掌礼仪等。

(一) 微笑礼仪

微笑是一种职业修养,是最好的社交工具。微笑在经济学家眼里是一笔巨大的财富,在心理学家眼里是最能说服人的武器,在患者眼里"是没有副作用的镇静剂"。微笑能有效地缩短双方的心理距离,给人们留下美好的内心感受。

1. 微笑在护理工作中的作用

(1) 传情达意　在护理工作中,护士的微笑能使患者感觉心情舒畅,使其感受到来自护士的关心和尊重,能帮助患者重新树立战胜疾病的信心。

(2) 改善关系　微笑具有使强硬变得温柔、使困难变得容易的魅力。护士发自内心的微笑可以化解护患之间的矛盾,改善护患关系。

(3) 优化形象　微笑是心理健康、精神愉快的标志。微笑可以美化护士的形象,陶冶护士的内心世界。

(4) 促进沟通　护士的微笑可以缩短护患之间的心理距离,缓解患者的紧张、焦虑和不安情绪,使患者感受高层次尊重、理解、温馨和友爱,同时也能赢得患者的信任和支持。

2. 微笑的训练

先要放松自己的面部肌肉,然后使自己的嘴角微微向上翘起,让嘴唇略呈弧形。最后,在不牵动鼻子、不发出笑声、不露出牙齿,尤其是不露出牙龈的前提下,轻轻一笑(图3-1)。

特别要注意的是,护士在工作中由于经常佩戴口罩、鼻罩遮挡住了面部的表情,为了表现对患者的真诚和友善,应该学会目光含笑(图3-2)。

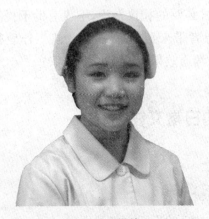

图3-1　微笑

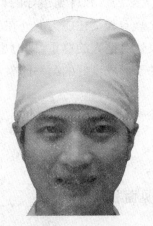

图3-2　目光含笑

（二）握手礼仪

握手礼仪既是国际社会最常见，也是国内最通行的
相见礼仪。人们告别、祝贺、感谢或相互鼓励的时候可
以行握手礼仪（图3-3）。

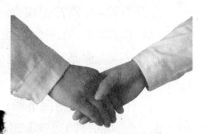

图3-3　握手礼仪

1. 握手的场合

一般来讲，需要跟他人握手的主要有以下三大场合。

（1）见面或者告别　例如，患者初入医院或进入病区时，为了表示热情，导诊护士或
病区值班护士可以主动上前与之握手；出院的时候，责任护士可以与患者及其家属握
手，表示相送。

（2）表示祝贺或者慰问　同事或朋友有升职、晋级、娶妻生子等喜事，护士可以与之
握手，以示祝贺。另外，护士长等管理者可以在护士身体微恙、家庭遭遇不幸等情况下登
门慰问，与之握手，表示支持或鼓励。

（3）表示尊重　"礼"的意思是尊重，护士在人际交往中为了表达尊重自己、尊重他
人，经常以握手礼仪这种适当的形式表现出来。

2. 伸手的先后顺序

（1）伸手基本原则　伸手时遵循国际通用的"尊者决定"的基本原则。在一般性的
交往应酬中，握手时标准的伸手顺序，应该是位高者居前，也就是地位高的人先伸手。例
如，男士和女士握手，一般应由女士先伸手；晚辈和长辈握手，一般是长辈先伸手；护士上
下级之间握手，一般是上级先伸手；带教老师和护生之间握手，一般是带教老师先伸手。

（2）伸手顺序的特殊性　伸手的先后顺序有时还有其特殊性，主要表现在接待患者
时宾主双方之间的握手。患者到达时，护士先伸手，表示对患者的一种热情；在患者告辞
的时候，患者先伸手，表示对护士的感谢。

（3）一人与多人握手时的顺序

1）由尊而卑，从地位高的人开始，依次往下而行。

2）由近而远。例如，有上级领导来病区检查工作，有四五个护士在病区门口排着队
欢迎，此时领导与他们握手，不能跳跃前进，应该首先伸手跟最近的人握手，然后由近而
远地依次而行。

3）顺时针方向前进。如果大家坐在一个圆桌上，或者围坐在一个客厅里，吃饭时主
人第一杯酒通常是要跟右手边的人干，因为一般主人右手边坐的都是主宾，然后再按顺
时针方向走。握手也是一样。

3. 握手的基本要求

（1）距离　握手时，双方的最佳距离为1米左右。

（2）手位　一般情况而言，标准化的手位：手掌与地面垂直，手尖应该是稍稍向侧
下方伸出，拇指适当地张开，其余四个手指并拢。

在握手时,有两种手位是不可取的:一是掌心向下,往往给他人一种傲慢的感觉;二是掌心向上,在一般情况下,掌心向上表示谦恭。面对长辈,掌心向上伸出去没有什么不妥,你是要尊重他。但是那样伸手不好看,难免会给人以成心讨好对方的印象。

(3) 时间　一般情况下跟他人握手,时间不能太短,也不能太长,所谓过犹不及,和他人握手最佳的时间应该不超过 3 秒钟。除非是表示鼓励、慰问和热情,握手的时间可以稍微延长,但是不要超过 30 秒钟。

(4) 力度　一般而论,握手时,都是用一只手去握对方的一只手。握手时一定要握着对方的手掌,最佳的做法是要稍微用力,一般握力在 2 千克左右,表示热情友善。

(5) 寒暄　握手时要注意:

1) 稍事寒暄。与他人握手时一定要说话,不能默默无语。例如,初次见面时可说欢迎光临、久仰久仰,或者问好。老朋友见面可说别来无恙,告别时要祝一路平安。

2) 以表情进行配合。与人握手时,表情要自然、热情,还要目光注视对方,不能东张西望。

4. 注意事项

(1) 忌心不在焉　心不在焉即握手时不看对方,表情呆板,不说话,眼神他顾,表示对他人的不尊重。

(2) 忌伸出左手　尤其与外国人握手时,一般只用右手,通常不用左手。因为很多国家,如新加坡、泰国或印度等,人们的左右两只手往往有各自的分工,右手一般是干所谓的清洁友善之事,如递东西、抓饭吃或行使礼仪,而左手则是干所谓的不洁之事,如沐浴更衣,去卫生间方便,用自己的左手去跟有此顾忌的人握手,等于是把一只脏手伸向他人,显得不够礼貌。

(3) 忌戴手套　除国际惯例中女士在社交场合戴着的薄纱手套可以不摘外,一般所用的御寒手套,与他人握手时一定要摘。摘掉手套握手,通常表示尊重对方。护士在工作过程中戴手套时不宜与他人握手。

(4) 忌交叉握手　护士在与国际友人特别是有宗教信仰的基督教徒的交往中,应力戒交叉握手,因此举被视为不吉利。

(三) 鞠躬礼仪

鞠躬礼仪是一种常见的见面礼仪。它既适用于庄严或欢乐喜庆的仪式,又适用于一般社交场合。我国的鞠躬礼仪还常用于演讲或领奖前后、婚礼、悼念活动、演出谢幕等场合。

行礼时应先用右手将帽子摘掉,以立正姿势站好,目光注视受礼者,双手自然下垂,行礼时身体上部向前倾斜 15°~45°,具体的前倾幅度依行礼人对受礼人尊敬程度而定,越是尊敬,身体的前倾幅度越大。鞠躬后即恢复站立原态。施礼后欲与对方谈话,不可急于戴帽。行礼者行鞠躬礼后,受礼者应答礼,若是长者或上级,可以欠身点头或握手答礼。护士在工作过程中,行鞠躬礼时护士帽可以不用摘(图3-4)。

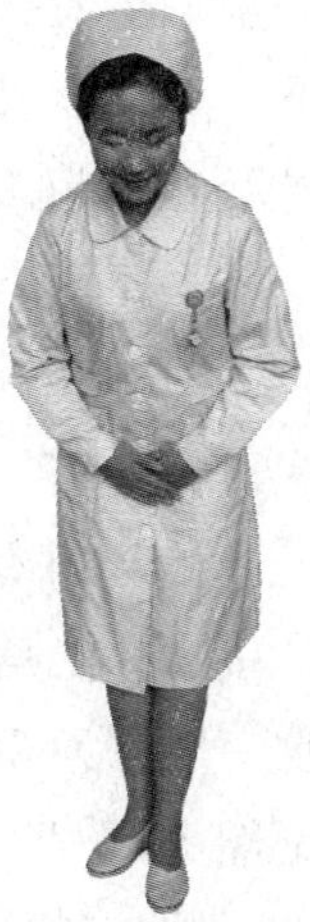

图3-4　鞠躬礼仪

(四) 名片礼仪

名片是一个人身份的象征,也具有较强的自我介绍功能,当前已成为人们社交活动的重要工具。护士特别是社区护士在社区进行预防保健知识宣教、家庭护理或家庭访视中,经常借助名片表明身份,取得居民信任。因此,名片的递送、接受、存放、交换等礼仪要求也是护士必修的一课。

1. 名片的递送

在社交场合,名片是自我介绍的简便方式。交换名片的顺序一般是"先客后主,先低后高"。当与多人交换名片时,应依照职位高低的顺序,或是由近及远,依次进行,切勿跳跃式地进行,以免对方误认为有厚此薄彼之感。递送时应将名片正面面向对方,双手拿着名片的两个角奉上。眼睛应注视对方,面带微笑,并大方地说:"这是我的名片,请多多关照。"名片的递送应在介绍之后,在尚未弄清对方身份时不应急于递送名片,更不要把名片视同传单随便散发。

2. 名片的接受与存放

接受名片时应起立或身体前倾,面带微笑注视对方。接过名片时应说"谢谢",随后有一个微笑阅读名片的过程。阅读时可将对方的姓名职衔念出声来,并抬头看看对方的脸,使对方产生一种受重视的满足感。看完名片后不可随意摆弄或扔在桌子上,也不要随便地塞在口袋里或丢在包里。应放在西服左胸的内衣袋或名片夹里,以示对对方尊重。如果是暂放在桌子上,切忌在名片上放其他物品,也不可漫不经心地放置一旁,告别时千万要记住带走。

3. 交换名片

交换名片体现了双方感情的沟通,表达了愿意友好交往下去的意愿。交换名片的礼仪,主要体现在交换名片的顺序上。一般是地位低者、晚辈或客人先向地位高者、长辈或主人递上名片,并应双手捧交给对方,然后再由后者予以回赠。若上级或长辈先递上名片,下级或晚辈也不必谦让,礼貌地用双手接过,道声"谢谢",再予以回赠。

(五) 其他见面礼仪

随着护理领域的国际化、多元化发展,护士应该掌握其他国家及其他职业领域的礼仪规范,尊重不同信仰、民族、国籍患者的习俗,实施人文护理,更好地完成本职工作。

1. 举手注目礼仪

举手注目礼仪是军人的礼仪。部队医院的军护在行此礼时举右手,手指伸直并拢,指尖接触帽檐右侧,手掌微向外,上臂与肩齐高,两眼注视对方,待对方答礼后,方可将手放下。对长官或长者每次见面都应照常行礼。

2. 吻手礼仪

吻手礼仪是流行于欧美上层社会的一种礼仪。与上流社会贵族妇女或夫人见面时,女方先伸出手做下垂状,行礼者则将指尖轻轻提起吻之。如果女方身份较高,可做半跪式再吻手。

3. 接吻礼仪

接吻礼仪是上级对下级、长辈对晚辈、朋友之间、夫妻之间表示亲昵、爱抚的礼仪。接吻一般分为3个部位:一是面颊,二是额头,三是嘴唇。长辈对晚辈一般是吻面颊,或者是额头;平辈、异性之间,宜轻贴颜面;只有情人或夫妻才嘴唇相吻。要注意行接吻礼时,动作要轻快,勿过重、过长或出声;保持口腔清洁无异味。

4. 拥抱礼仪

拥抱礼仪流行于欧美,是用于表示欢迎、庆祝或感谢的一种礼仪。人们见面或告别时互相拥抱,表示亲密无间。一般与接吻礼同时进行。我国的传统礼仪中没有接吻、拥抱等礼仪,故在交往中灵活掌握。其方法:双方相对而立,右臂向上,左臂向下,右手扶在对方左后肩,左手扶在对方右后腰,各自的头部及上身向左相互拥抱,然后再向右拥抱,最后再次向左拥抱。

5. 合掌礼仪

合掌礼仪又称合十礼,是东南亚佛教国家见面时常用的一种礼仪。行礼时,双手合拢于胸前,十指并拢向上,指尖与鼻尖基本平齐。手掌稍向外倾斜,头微微向下。晚辈向长辈行礼,手举得越高越表示敬重。

二、称谓礼仪

称谓礼仪是在对亲属、朋友、同志或其他有关人员称呼时所使用的一种规范性礼貌语,它能恰当地体现出当事人之间的关系。人际交往,礼貌当先;与人交谈,称谓当先。使用称谓,应当谨慎,稍有差错,便贻笑与人,还会伤害对方。例如,在护理工作中,用床位编号替代患者的称呼,不仅影响护患关系,还会影响患者的心情和治疗效果。因此,正确地掌握和运用称谓,是人际交往中不可缺少的礼仪因素。

1. 称谓礼仪的类别

(1) 姓名称谓　姓名,即一个人的姓氏和名字,是使用比较普遍的一种称呼形式。用法大致有3种:一种是全姓名称谓,即直呼其姓和名。如"李大伟"、"刘建华"等。全姓名称谓有一种庄严感、严肃感,一般用于学校、部队或其他郑重场合。一般地说,在人们的日常交往中,指名道姓地称呼对方是不礼貌的,甚至是粗鲁的。但护士在进行护理工作的过程中例如操作查对时可呼患者全名,以严格执行查对制度。第二种是名字称谓,即省去姓氏,只呼其名字,如"大伟"、"建华"等,这样称呼显得既礼貌又亲切,运用场合比较广泛。当双方已经建立良好的信任关系后,对于同辈、晚辈、同事、患者及其家属,护士均可以使用此种称谓,以显熟悉和亲热。第三种是姓氏加修饰称谓,即在姓之前加一修饰字。如"老李"、"小刘"、"大陈"等,这种称呼亲切、真挚。一般用于在一起工作、劳动和生活中相互比较熟悉的同志之间,对于熟悉的同事或同辈患者及其家属,护士也可采用此种称谓。

(2) 亲属称谓 亲属称谓是对有亲缘关系的人的称呼。中国古人在亲属称谓上尤为讲究,主要有:对亲属的长辈、平辈绝不称呼姓名、字号,而按与自己的关系称呼,如祖父、父亲、母亲、胞兄等;有姻缘关系的,前面加"姻"字,如姻伯、姻兄、姻妹等;称别人的亲属时,加"令"或"尊",如尊翁、令堂、令郎、令爱、令侄等;对别人称自己的亲属时,前面加"家",如家父、家母、家叔、家兄、家妹等;对别人称自己的平辈、晚辈亲属,前面加"敝"、"舍"或"小",如敝兄、敝弟,或舍弟、舍侄,小儿、小婿等;对自己亲属谦称,可加"愚"字,如愚伯、愚岳、愚兄、愚甥、愚侄等。

(3) 职务称谓 职务称谓就是用所担任的职务作称呼。这种称谓方式,古已有之,目的是不称呼其姓名、字号,以表尊敬、爱戴。如对杜甫,因他当过工部员外郎而被称"杜工部",诸葛亮因是蜀国丞相而被称"诸葛丞相"等。现在人们用职务称谓的现象已相当普遍,目的也是为了表示对对方的尊敬和礼貌。主要有3种形式:

1) 用职务称呼:例如对医院的院长及护理部主任直接呼"李院长"、"张主任"等。

2) 用专业技术职务称呼:如"李教授"、"张护士"、"刘医师"等。

3) 用职业尊称:即用其从事的职业工作当作称谓,如"李老师"、"赵大夫"等。不少行业可以用"师傅"相称。还有直接以被称呼者的职业作为称呼,如老师、教练、医生、护士、警官等等。

(4) 性别称谓 一般约定俗成地按性别的不同分别称呼为"小姐"、"女士"、"先生"。其中,"小姐"、"女士"二者的区别在于:未婚者称"小姐",不明确婚否者则可称"女士"。

2. 称谓礼仪的次序

一般情况下,同时与多人打招呼,应遵循先长后幼、先上后下、先近后远、先女后男、先疏后亲的原则。进行人际交往,在使用称呼时,一定要避免失敬于人。

3. 称谓礼仪的注意事项

1) 不因粗心大意,用心不专而使用错误的称呼。如念错被称呼者的姓名,护士在进行姓名查对前应该查阅病历、核对医嘱,以免人前尴尬,也能避免发生医疗差错或事故。

2) 不使用过时的称呼,如"老爷"、"大人"等;不使用不通行的称呼,如"伙计"、"爱人"、"小鬼"等;不使用不当的行业称呼;不使用庸俗低级的称呼,如"瓷器"、"死党"、"铁哥们儿"等。

3) 对某些情况比较特殊的人,如在医院里遇到生理缺陷的人,护士应绝对避免使用带有刺激或轻蔑的字眼。

4) 在正式场合应忌用绰号,不用小名,慎用昵称,禁用蔑称。

5) 对年长者称呼要恭敬,不可直呼其名。

三、介绍礼仪

在人际交往中,介绍是一个非常重要的环节。人际交往始自介绍,换言之,跟陌生人打交道,介绍是一座必经的桥梁。所以有这样一句话:"介绍是交际之桥。"人和人打交道,介绍意在说明情况,因此介绍在人际交往中是不能缺少的。

从礼仪的角度来讲,介绍可以分为 4 类:第一类,自我介绍,也就是说明本人的情况;第二类,第三方介绍,双方之间不认识,需要第三方为不相识的双方做介绍,说明情况;第三类,集体介绍,在大型活动社交场合,把某一个单位、某一个集体的情况向其他单位、其他集体或其他人说明;第四类,业务介绍。

(一) 自我介绍

在日常工作和交往中,每个人都不可能离开自我介绍。自我介绍,是向他人说明自己的具体情况。

1. 需要做自我介绍的情况

(1) 想了解对方情况　所谓"将欲取之,必先予之",要想了解对方情况,首先要做自我介绍,让对方了解你的情况。例如,责任护士在为新入院患者进行入院评估时,必须先做自我介绍,让患者了解其基本情况、工作性质及工作任务,以使患者产生信任,放心提供所需信息。

(2) 想让他人了解自己的情况　例如,导诊护士在迎接新患者时或社区护士在入室护理前,为了表明身份均应向患者做自我介绍。护士在与患者进行沟通时,有时为了取得患者的信任,也会向对方进行一些必要的自我介绍。

2. 介绍的顺序

介绍的标准化顺序,是位低者先行,即地位低的人先做介绍。例如,在护士与患者进行护理活动中,护士应首先向患者做介绍。

3. 自我介绍需要辅助工具和辅助人员

在某种情况下,自我介绍是需要辅助工具和辅助人员的。辅助工具就是名片,护士的工作牌也是一种名片。例如,护士在为患者进行自我介绍的时候,可以同时把自己的工作牌给患者过目。而辅助人员一般是双方共同认识的人,这样可以避免自我介绍时的唐突。

4. 自我介绍的时间

一般而论,在下面 4 种情况下,做自我介绍比较容易成功。其一,目标对象有空之时。人们一般在有空的时候才会对他人的自我介绍比较关注。其二,没有外人在场时。有外人在场,目标对象忙于应付外人,此时做自我介绍可能容易让人信息混乱或丢失。其三,周围环境比较幽静时。其四,较为正式的场合。例如,写字楼、宴会厅、会客室等,在此类场合,自我介绍的氛围可能比较好,容易令人关注。因此,护士在对患者进行自我介绍时应该遵循以上原则,尽可能选择患者病情稳定、没有探视者或治疗时。

另外,自我介绍的时间不宜太长,内容应简明、扼要。

5. 自我介绍内容的组织

(1) 寒暄式　寒暄式又叫应酬式,是不得不做介绍,但是又不想跟对方深交之时所做的自我介绍。它的内容只有一项,就是姓名。

(2) 公务式　公务式是在工作之中、在正式场合做的自我介绍。一般而论,公务式自我介绍包括以下 4 个基本要素:单位、部门、职务和姓名,称为公务介绍四要素,它们是不能缺少的。例如,护士在向上级领导汇报工作前可以采取此种模式进行自我介绍。

(3) 社交式　在私人交往中,通常想跟他人交朋友,想了解对方的情况,此刻宜使用社交式自我介绍。社交式自我介绍一般有以下几个内容:姓名、职业、籍贯、爱好及自己与交往对象双方所共同认识的人。

(二) 第三方介绍

当双方不认识时,需要第三方替大家做介绍,为第三方介绍。例如,护士为患者介绍他的主治医生就属第三方介绍。为他人做介绍时,有三大要点需要注意。

1. 谁当介绍人

在社交场合,没有介绍人,两方人不认识,便会产生尴尬。谁当介绍人呢？ 不同场合不同情况是不一样的。

1) 专业人士:例如公司、企业、机关、医院的专业人士指的是办公室主任、领导秘书、前台接待、礼仪小姐或公关人员、导诊护士等,他们工作中有一项职责,就是迎来送往。

2) 对口人员:例如患者在住院期间,其同事来院探望,患者把同事介绍给他的亲人,患者就属对口人员。

3) 本单位地位、身份最高者。

2. 介绍顺序

介绍晚辈和长辈时,一般要先介绍晚辈;介绍上级和下级时,一般要先介绍下级;介绍护士和患者时,一般要先介绍护士;介绍职务低的一方和职务高的一方时,一般要先介绍职务低的。如果其中一方不只一个人,介绍某一方的顺序则是由高而低。

(三) 集体介绍

集体介绍时,通常要注意把集体和个人或集体和集体分别而论。

一种情况是两个集体,两边都是单位,一般要把地位低的一方先介绍给地位高的一方。地位低的一方一般就是东道主,地位高的一方一般则是客人。

另外一种情况则是集体与个人。如果一方是个人一方是集体,则要先介绍个人,后介绍集体。此种做法我们叫做单项式介绍。例如,卫生行政领导在护士节这天来医院或科室慰问护士,那么其领导就要先做自我介绍。

(四) 业务介绍

现代市场经济日趋成熟,很多人在日常工作和交往中往往需要向他人介绍本单位的产品、技术及服务等。患者住院期间,护士有义务向其介绍护理新项目的开展、新技术的应用等。在进行业务介绍时,礼仪方面需要注意以下3点。

1. 把握时机

换言之,介绍应注意见机行事。当消费者或者患者有兴趣或需求的时候做介绍,效果可能比较好。例如,护士要向糖尿病患者介绍胰岛素泵,最好选择在患者病情稳定、身体舒适且对胰岛素泵产生浓厚兴趣时进行。

2. 讲究方式

一般来说,做业务介绍有四句话需要注意。

其一,人无我有。介绍时需把产品或新技术的独特之处跟他人说出来,护士在介绍新药或新技术时必须向患者讲清楚对其治疗效果的意义。

其二,人有我优。有些产品大家都有,但是这种产品质量好,技术能保证,后续服务比较到位。对于优势,一定要尽力宣传。

其三,人优我新。现代技术是日趋成熟,在一般情况下服务都是比较优质的。在这样的情况下,要把产品、服务中那些新的方面介绍出来。

其四,诚实无欺。介绍过程中必须诚实守信,如护士在进行新药介绍时不能一味夸大药品的作用、效果,还必须中肯地指出新药可能的副作用或不良反应以及价格上的区别,以让患者结合自身情况进行比较并做出正确选择。

四、迎送礼仪

迎来送往是常见的社交礼仪。迎送也是护士在接待服务中常见的礼仪活动。迎送活动的规格有高低,仪式有简繁,但几乎任何一次接待活动都不能缺少。

(一) 态度端正,热情相迎

无论是远道而来还是经常交往的朋友,都要热情接待,尤其是初次见面的客人,更要倍加关怀。如果事先知道有客人到访,应提前做好准备,搞好卫生,并准备好水果或茶水等。主人还要注意自己的仪表,服饰不可随随便便,必要时出门迎接。若有客人突然到来,要热情接待,室内环境来不及准备,应向客人致歉,不要忙于打扫,以免弄得满屋灰尘更不好;若自己仪表不方便接待患者,应表明情况,让客人在屋外稍候,自我简单快速整理仪表,再开门迎接,见到客人首先应表示问候和欢迎。

护理工作中也要注意对新入院患者的热情迎接。例如,病区值班护士在接到住院处的电话,当得知有患者要入住该科时,应立即通知责任护士,准备好患者床单位,以及入住后由医院提供的某些生活用品等;在一切安置妥当之后,责任护士要整理好自己的仪容仪表,去病区门口迎接患者(图3-5)。

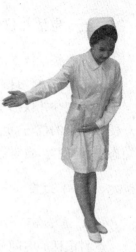

图3-5　迎送礼仪

（二）诚恳待客

客人进门后,首先安排好客人随身所带物品,如大衣、雨具等,尽快安顿其坐下,然后敬茶或水果等,要主动给客人递送。注意客人对室内环境的适应情况,如太热可为客人开空调或电扇,太冷可开暖气或关窗等;带小孩者要首先安顿好孩子。和客人交谈态度要诚恳、谦虚,要多谈客人所关注的问题,不要在交谈时频频看表或打哈欠,以免客人以为你在逐客。吃饭时来客,要热情邀请客人一同进餐;若客人已经吃过饭,则可表示"对不起",并安顿好客人,如让其看报、看电视或换热茶等,然后再自行进餐。客人来时,如自己恰巧有事不能相陪,要先打招呼,致以歉意,并安排家属陪着,然后去干自己的事。

护理工作中,新患者入病区后,责任护士应立即起身,热情迎接,要把患者带到安排好的病床,并向患者进行自我介绍;如果同室还有其他病友,要向其逐一引荐或介绍;同时还应告知患者医院环境、病区布局、病房设置以及床旁设备等的要求和使用规范,以便让患者能尽快适应医院环境。面对来访者,护士应面带微笑,可说"您好,这里是××科,请问有什么可以帮您"? 若来访者是探望患者,可以说"××住在×床,请往这边走"。若所访视的患者不在,可说"对不起,××现在不在病房,请您稍候"。也可说"对不起,××现在不在病房,有什么需要我转告的吗"? 切忌态度冷漠,对来访者不理不睬,若时间充裕,面对来访的长者、领导等,最好引导其到病房。

（三）以礼相送

客人要离开时,要亲自送其出门外,不可只是点头示意,但也不能先于客人起身;送客时,应请客人先出门,然后再小送一程,切不可在客人刚一出门便关上门。对远道而来的客人,应安排交通工具,并随同客人一起前往车站、码头或机场;若客人带有行李,应帮助客人提携,特别是帮助提拎较大件行李。送客时,应与客人握手道别,用热情的语言为客人送行;分别时,可以挥手告别,但应待火车、轮船启动后,直至看不见客人时再离去。

患者康复出院时,责任护士应帮助患者一起收拾物品,并将患者送至电梯门口。若患者行动不便,应帮患者联系好交通工具,并将其送至车上,再握手道别。切忌对患者说"欢迎再来"等词语,可使用"请按时服药"、"请注意休息"、"请定期复查"等礼貌性用语。

五、电话礼仪

随着科学技术的发展和人们生活水平的提高,电话的普及率越来越高,人们离不开电话,每天要接、打大量的电话,电话已成为一种最常见的通讯、交往工具,电话礼仪也成为日常交往礼仪的重要内容。护士在社会交往中,要正确利用电话,不只是熟练地掌握使用电话的技巧,更重要的是自觉维护自己的"电话形象",即注意通电话的语言、内容、态度、时间等,自觉做到知礼、守礼、待人以礼。

(一)打电话礼仪

1. 选择合适的时间

打电话的时间要尊重对方的习惯及需求,例如护士给康复出院后患者进行电话随访时,应尽量注意避开患者的午休、就餐等作息时间。

2. 选择合适的空间

一般生活事件等私人电话是在家里打的,而工作事宜等办公室电话则在办公室打。另外,打电话不宜在影剧院、会议中心等公众场所打。医院也规定护士不能在病区内打私人电话。

3. 注意通话的长度

从互相尊重的角度,通话时间是宜短不宜长。电话礼仪有一个规则,叫做电话3分钟原则,就是跟外人通话每次时间应该有效地控制在3分钟之内。例如,护士在进行电话随访时,只宜讲与患者健康有关的话题,而且要长话短说,废话不说,没话别说。

(二)接电话礼仪

1. 强调铃响不过三声

要及时接听电话,尤其是事先预约好的电话,打来不接是严重的失礼。另外也不要接听太快,此时对方可能还没做好准备。正确做法是等电话响两到三声的时候再接。

2. 不要随便叫他人接听电话

电话不要找外人尤其是孩子代接。特殊情况下请人代听要有约在先。

3. 合理而有序地表达

接电话时首先要自我介绍,以让对方确认是否打错。例如:"您好,这里是××医院×病房,我是×××。有什么可以效劳的吗?"

4. 电话中断的处理

如信号不好,接电话的一方有责任告诉对方,并且征得对方同意,另约时间通话。如果电话突然掉线,掉线一方应立即打回去,并道歉解释。

5. 接到打错的电话

接到打错的电话第一句话就应说明,例如:"先生/女士您好,您拨错电话了。"第二句话则应把单位电话重复一下,让对方验证不是骗他。第三句话还可以问:"您需要帮助吗?"

6. 礼貌代接电话

如果接听者不是受话人,应说"请稍等,我请他来接电话",并代为传呼,但不可未放下电话就大呼小叫,或在病区中喧哗般地叫唤;若受话人不在或抽不开身时,应说:"对不起,××不在。"或者说"××这会正忙,不方便接听电话,请问您需要留言吗?"征得对方同意后记录来电者姓名、事由以及回复方式。

7. 答复有关问题

对来电者询问的问题,如清楚了解的可以适当回答,如不了解的可找到答案后再致电对方。例如:"不好意思,这件事情我不是太清楚,我帮您查询一下,待会儿再回电给您行吗?"若遇敏感性问题,不可不懂装懂或随便回答,可选择礼貌性回避,切不可泄露医院机密或患者隐私。

(三)挂电话礼仪

通电话时谁先挂呢? 社交礼仪的标准化做法是地位高者先挂。晚辈和长辈通话,长辈先挂;下级和上级通话,上级先挂。如果是同级,应该是被求的一方先挂,而求人方要尊重被求方。通话结束时表达感谢、道别时可说"再见"、"谢谢您的来电,再见"等。

(四)移动电话礼仪

现代生活中,移动电话已经是非常普及,移动电话的礼仪要注意以下几点。

1. 安全使用

现代社会和平发展是主题,但是不能否认有不安全的因素存在,所以移动电话不宜用来传送重要信息。尤其在国际交往中,有些非法组织、非法个人使用窃密的工具,可以窃听电话内容。此外,还要注意要遵守关于安全的若干规定,例如开车的时候不打手机;空中飞行时手机要关机;加油站、病房之内不使用手机等。

2. 文明使用

文明的使用就是要尊重人,爱护人,关心人。例如公众场合应把移动电话改成振动或者静音甚至关机。另外,使用移动电话的一些特殊附带功能,如拍照、短信。拍照、摄像等都应征得对方同意,尊重患者的隐私权。作为隐蔽性干扰因素,接听移动电话还会影响护患沟通的效果;同时,移动电话的信号还会干扰床旁监护仪等精密仪器的使用,因此医院一般规定护士不能携带移动电话入病室。

3. 规范使用

移动电话的规范使用包括以下 3 个细节:第一,通话的整个过程,按照座机的相关礼仪进行。第二,移动电话不宜相互借用,它的卡、内存、短信及电话号码从某种意义上都是个人隐私,所以为了避免日后出现一些纠纷,最好不要互相借用。第三,携带的位置要恰当。从规范这个角度,移动电话应该放在包里。

文明而礼貌地使用电话,能帮助我们进行有效的沟通,恰到好处地向他人表示尊重,并获得有益的信息。

(五)护士接听电话的礼仪

1. 态度诚恳,礼貌用语

护士在通话时,要自报"家门"之后再言其他。在通话的过程中自始至终都要待人以礼,文明礼貌,尊重自己的电话形象。在通话时,发话人首先要向受话人问候一声"您好",声音应尽量放轻,尤其是在病区值班时接听电话,音量适中,语气应热情,语调自然,切忌一上来就以"喂"与对方打招呼;若打电话时大喊大叫,既不文雅,也会影响患者的情绪。在问候对方后要自报"家门",如:"我是普外科××,麻烦您找一下护士小王好吗?"如需请求对方帮忙时,多用请求语,如:"真对不起,麻烦您……"语气应诚恳亲切,表现出良好的礼仪教养。在准备终止通话时,应先说一声"再见"使自己的"电话形象"显得有始有终。

2. 电话铃响,应尽快去接

拿起电话首先问候对方,然后自报科室,如:"您好,儿科门诊,请问您找谁?"当对方报出要找的人名字时,则回答"请稍等";如对方拨错电话,可以回答"对不起,您打错了,再见"。通话时,要聚精会神地接听,随时视情况用"嗯"、"好"、"是的"这类的短句作答,以示有效的呼应,表示你在专心聆听。

3. 尊重隐私,以礼相待

若发话人要找的人不在,可在向其说明后问一下对方是否需要代为转达。例如:"对不起,李医生做手术去了,今天上午不会回来,需要我转告些什么吗?"如对方有请求,即应热情相助。

4. 转接电话时应确认对方的身份

若接到别人的电话,而对方又没有自报家门时,在你替别人转接电话之前最好能先确认对方的身份。如:"对不起,请问您贵姓?"但不要询问如"你们两人是什么关系""你找护士长什么事"等侵犯他人隐私的话题。

六、求职面试礼仪

面试是成功求职的临门一脚。求职者能否实现求职目标,关键的一步是与用人单位见面,与人事主管进行信息交流,以便使人事主管确信求职者就是用人单位所需要的人才。面试是其他求职形式永远无法代替的,因为在人与人的信息交流形式中,面谈是最有效的。在面谈中,面试官对求职者的了解,语言交流只占了35%的比例,眼神交流和面试者的气质、形象、身体语言占了绝大部分,所以求职者在面试前要掌握求职面试礼仪,它包括三部分。

（一）求职面试前的礼仪

1）头发干净自然,如要染发则注意颜色和发型不可太标新立异。护士求职面试时不宜长发披肩,建议盘成发髻以显精炼的职业形象。

2）服饰大方整齐合身。男女皆以时尚大方的套服为宜。

3）面试前一天修剪指甲,忌涂指甲油。

4）不要佩戴标新立异的装饰物。

5）选择平时习惯穿的皮鞋,出门办事前一定要清洁擦拭。护士求职面试时不宜穿高跟鞋,建议穿平底或坡跟鞋。

6）提前到达面试地点,不要迟到。

（二）求职面试过程的礼仪

1）任何情况下都要注意进房先敲门。

2）待人态度从容,有礼貌。

3）眼睛平视,面带微笑。

4）说话清晰,音量适中。

5）神情专注,切忌边说话边整理头发。

6）手势不宜过多,需要时适度配合。

7）进入面谈办公室前,可以嚼一片口香糖,消除口中异味,还可缓和并稳定紧张的情绪。

（三）求职面试结束时的礼仪

1）礼貌地与主考官握手并致谢。

2）轻声起立并将坐椅轻推至原位置。

3）出门时对前台工作人员表示感谢。

4）24 小时之内发出书面感谢信。

第二节 护士的职业形象礼仪

一、护士的仪容礼仪

仪容包括容貌结构和形体结构。在人际交往中,每个人的仪容都会引起交往对象的关注,并且会影响着他人对自己的整体评价。它能体现一个人良好的精神面貌和对生活乐观、积极的态度。作为一名护士,在工作岗位上,应对自己的仪容进行必要的修饰与维护,要做到美观、整洁、卫生、得体。

(一)护士仪容礼仪特征

1. 适度性

修饰仪容,无论在修饰用品、修饰技巧和修饰程度上,都要把握分寸,自然适度。修饰贵在无痕迹,成功的修饰是寓精心构思于漫不经心的风格之中,切不可给人以刻意修饰的印象。假如一个护士在值班时浓妆艳抹,会给患者带来不可信任的感觉,也将影响护理效果。

2. 协调性

协调性指在进行自身的仪容礼仪设计时必须与自身的整体及外在的环境相协调。与自身的整体协调主要反映在与自身的年龄、身份、职业及穿着的服饰等因素相一致;与外在的环境协调则反映在与季节、场合相一致。例如一般护士上岗时应化淡妆,以端庄大方为原则,而参加晚会时则应化晚妆,以突出个性美为原则。

3. 个体性

进行仪容礼仪的设计时要把握自身特点,扬长避短,突出自己的风格,表现出个性魅力,体现内在气质,塑造适合个性特征的形象。例如圆脸型的人适合留直线型长发或选择顶部层次感突出的短发,而长脸型的人则适合留蓬松卷发以达到柔和自然的效果。若把上述两种脸型所适合的发型对调,就会显得圆脸更圆,长脸更长。

(二)护士仪容修饰

1. 面部修饰

在人际交往中,面部是最容易引起人注意的地方。在进行面部修饰时,要注意洁净、自然。既要注意经常修饰、打扮自己,又要自觉地维护并保持自己经过修整、打扮的容貌状态。

(1)眼部　眼部是他人注意最多的地方之一,所以护士需要重视眼部的美观、清洁和眼睛的保养。应及时去除眼部的分泌物,注意预防和治疗眼病。必要时可根据自己的脸型对眉毛进行修饰。佩戴眼镜的护士要经常清洁眼镜镜片,除患眼疾者,护士上班时不要戴墨镜和有色眼镜。

(2)耳、鼻部　要保持耳、鼻部美观与清洁,及时除去耳、鼻部污垢,清除耳道分泌物,耳、鼻毛长者应适时修剪。护士工作时不宜佩戴耳、鼻饰,更不要在他人面前进行耳、鼻腔的清洁。

(3)口部　要做好口腔卫生,每天早晚认真刷牙,做到牙齿洁白,口腔无味。护士上岗之前应注意保持口腔清洁,忌吃蒜、葱、韭菜等刺激味较大的食物,忌烟、酒。工作过程中,要避免一些异响,如咳嗽、打哈欠、打喷嚏、吐痰、清嗓、吸鼻、打嗝等。护理操作时应戴好口罩。另外,男护士若无特殊宗教信仰和民族习惯,不应蓄须。

(4)颈部　修饰颈部,除保持清洁卫生外,还要防止颈部皮肤过早老化与面容产生较大反差。同时,护士要避免佩戴粗长的项链。

2. 发型修饰

发型修饰,指人们依照自己的审美习惯、工作性质和自身特点,对头发进行清洁、修剪、保养和美化。护士的发部修饰是展现优雅气质,突出职业魅力的形式之一。护士在工作过程中要定期洗发,避免异味和头屑。在选择发型时,除了要遵循基本的美发规则,体现整洁、简练、庄重的职业特点外,还应针对自身的特点做到扬长避短,和谐统一。

护士在工作时间内,不能长发披肩,如为长发应盘起或戴发网;短发也不应超过耳下3厘米,要做到前不过眉,后不过肩。男护士在修饰头发时必须做到前发不覆额,一般不宜留刘海;侧发不掩耳;后发不触领;头发长度最长不超过7厘米,最短不得剃光。护士在选择发型时,还应有意识地使之体现庄重、素雅的整体风格,而不宜使自己的发型过分地时髦,尤其不应标新立异,有意选择极端前卫的发型(图3-6)。

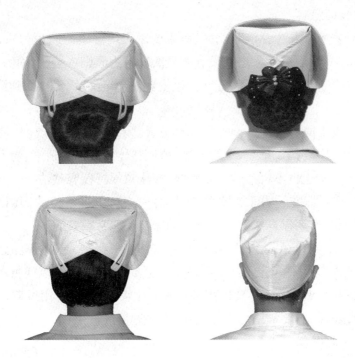

图3-6　护士发型修饰

3. 四肢修饰

护士在进行护理操作过程中,肢体动作比较多,经常会备受关注,故不可忽略肢体的修饰。

(1)上肢的修饰　护士应随时洗净双手,尤其是甲沟与指甲缝处,冬季洗手后应涂护手霜以保持手的滋润。要经常修剪指甲,其长度不应超过指尖,应避免在公共场合修剪指甲。护士在工作岗位上,不可涂指甲油,或在指甲上进行艺术绘画;因为指甲油会造成污染,同时还可能与某些药物发生化学反应造成危险,漂染其他颜色的指甲会对患者产生不良刺激,引起患者情绪上的烦躁不安,导致护患关系的紧张。护士夏季着短袖工作装时,若手臂汗毛较为浓密,应采取适当措施去除。

（2）下肢的修饰 修饰下肢时要注意保持清洁,无异味。如果腿部汗毛较多,应尽量穿着长裤,必要时应采取适当措施去除;护士着护士裙时一定不能裸露下肢,应穿肉色长丝袜。还应注意定期进行趾甲的修剪,保持甲沟的清洁,忌在趾甲上涂画彩妆。

（三）护士化妆修饰

化妆修饰简称为化妆术,是采用化妆品,按一定技巧和方法对自己或他人进行修饰,以使容貌变得更加靓丽。化妆是一种对美的发现与展示,它跟随时尚,取决于个人的审美观与自身修养。俗话说"女为悦己者容",护士适度而得体的化妆既是自尊和尊重他人的表现,也是护士职业风貌、敬业精神的体现,还能给患者留下良好的第一印象。因此,淡妆上岗已成为护士职业行为规范的一项主要内容。

1. 面部化妆的原则

护士的职业淡妆要与生活淡妆相区别,主要以表现健康的肤色为主,不强调具体的细节,要以工作场景和服务对象之间没有明显的反差为原则。端庄、简约、清丽、素雅,具有鲜明的立体感是护士职业淡妆的特征。化妆要符合年龄及身份,做到清新、自然、色彩适宜。

（1）适度修饰 护士职业淡妆既是尊重患者、爱岗敬业的体现,又是美化自身的方法。在化妆的过程中要扬长避短,宁缺毋滥,协调整体。修饰要适度,切不可随意脱离自己的角色定位。男护士也不可忽略适度修饰,应注意保持仪容整洁。

（2）整体协调 标准的职业妆不单纯是面部化妆,更是整体的协调配合,因此注意职业淡妆整体效果,给人以自然、协调、统一的印象是非常重要的。

（3）修饰避人 护士在进行仪容整理和修饰时,务必要自觉回避他人。当众化妆、补妆既有碍于他人,也不尊重自己,而且修饰完后要进行检查,不以残妆示人。

（4）选择合适的化妆品 不要使用多厂家的化妆品;不要使用过期、变质的化妆品;不要使用劣质化妆品;不要常用药效化妆品;不要迷信进口化妆品。

2. 面部化妆的内容

面部化妆包括眉、眼、鼻、颊、唇等部位的化妆。

3. 常用的化妆用具

（1）眼影 眼影是用于眼部化妆的粉饰性化妆品,有粉末状、棒状、膏状、乳液状和铅笔状。颜色多样,首要作用就是要赋予眼部立体感,并透过色彩的张力,让整个脸庞迷媚动人。

（2）粉底液 粉底液是用于调整肤色,改善皮肤质感,遮盖瑕疵的粉饰性化妆品。

粉底液的选择:

1）根据肤色选择:应选择与自己的肤色最接近的颜色,这样才显得比较自然。

2）根据肤质选择:干性皮肤应选择滋润性的粉底液;油性皮肤应选择防油粉底液

或防油修护两用粉饼。

（3）粉饼　粉饼是由多种粉体原料（包括颜料）及黏合剂（油脂成分）经混合、压制而成的饼状固体美容制品。粉饼具有遮盖、附着、涂展、赋色、修饰的功能。视使用的方式不同可分为干用、湿用及干湿两用型。粉饼多具清凉感而大多用于夏季。

（4）遮瑕笔　遮瑕笔是一种用来遮盖脸部瑕疵的一种美容工具，完美妆容的最后一步就是用它遮盖脸上的痘痕、微痣等，使脸部看上去完美无瑕。

（5）口红　口红是女性使用最多的化妆品。口红的选择，应根据年龄、肤色、着装、职业、性格等来进行选择。一般来讲，性格活泼好动、喜欢穿艳丽衣服的年轻人，可选择亮而红的口红；年龄稍大、性格内向者，则可选用接近唇色或变色口红。职业女性口红不宜太鲜艳。

肤色白的人可选用任何口红，但以亮色为宜。肤色黑的人可选用褐红、嫣红等暗红色。肤色黄的人可选用玫瑰红，以增加唇的明亮感。牙齿黄的人可选用深红、莓紫红以增加牙齿的白色。口唇大的人可选用深色口红，口唇小的人可选用亮色口红。

（6）胭脂粉　胭脂粉是用于面颊化妆的粉饰性化妆品。根据不同的脸型涂于不同的部位。胭脂的颜色很多，使用时要兼顾眼影色与唇红色，使其整体协调。

（7）唇笔　唇笔是用于强调和调整唇部轮廓的修饰性化妆品。唇笔有多种色彩，使用时应选择与唇膏为一个色系，略深于唇膏的颜色，与唇线和唇色协调一致。

（8）眼线笔和睫毛膏　眼线笔是修饰性化妆品，用来加深和突出眼部的彩妆效果，使眼睛看上去大而有神。睫毛膏为涂抹于睫毛的化妆品，目的在于使睫毛浓密、纤长、卷翘，以及加深睫毛的颜色。

（9）眉笔　眉笔是用于描画修饰眉型的化妆品，有棕色、黑色、灰色等，可根据年龄、肤色、妆型选择使用。

（10）其他化妆用具　其他化妆用具包括眉刷、眉钳与剃刀、眉毛梳、棉棒、假睫毛、眉目贴、宽发带或化妆帽、洁面乳及面巾纸、化妆镜等。

4. 面部化妆基本步骤

（1）清洁皮肤　选择适合自己肤质的洁面乳，每天早晚各一次洁面，每次约3分钟，彻底清除脸上化妆品、表面的污垢及油脂，使皮肤光滑、干净。一般干性肤质选择柔性洗面霜，中性及混合性肤质选择中性洗面乳，油性肤质可以选择深层清洁乳。

（2）修眉　修眉是利用修眉用具将多余的眉毛去除，使眉毛线条清晰、整齐和流畅，为画眉打下一个良好的基础。有拨眉法和剃眉法。标准的眉分为眉头、眉峰和眉尾三部分。眉头是眉的起始点，靠近鼻根部，两眉头之间相距一只眼的宽度；眉峰是眉的最高点，一般位于角膜与虹膜连接处，大约在整条眉距眉头的2/3处。从眉头到眉峰的这段眉粗细无太大变化，从眉峰到眉尾的这段眉开始变细，高度下降。眉尾不宜太长，一般在鼻翼与眼外眦连线的延长线上。

（3）涂拍化妆水　中性偏干肤质者及冬季宜选择柔肤水，中性偏油肤质者及夏季宜选择爽肤水,可保湿及易上装。一般是用化妆棉沾上化妆水,以向上、向外的方向轻轻地擦在脸上,避开眼圈及嘴唇。

(4)涂营养霜或乳液　营养霜或乳液能调整及柔嫩肌肤,帮助皮肤达成最佳的水油平衡,并能避免皮肤内层弹性和水分的丧失,使皮肤湿润光滑,减少细纹和皱纹的出现。一般是用指腹轻轻地将乳液涂在脸上。

(5)涂敷粉底　粉底可以使皮肤细腻、洁净。选择粉底的基本原则是与肤色相接近,可与皮肤结合得自然真实,还需根据妆型的需要来选择粉底色。在自然光线下应选择比肤色稍深一些的颜色,这样会显得自然。浓妆在选择粉底色时随意性较强。新娘妆常选择淡粉色,可体现新娘的喜悦和娇羞。

涂粉底时按顺序一个部位一个部位地进行,不可反复涂抹。涂抹时要均匀,薄厚适中,使面部颜色统一。在一些细小、易疏忽的部位也要均匀涂抹粉底。为了妆面的整体效果,在颈部、前胸及其他裸露部位都应涂抹粉底。根据一些妆面的需要,在基色粉底涂抹完后,还要涂亮色和影色。粉底的涂抹应有准确的位置,但在化妆中不可照搬,要根据具体的面部特征而相应变化。

(6)施粉　施粉指施定妆粉。定妆粉一般都含精细的滑石粉,有吸收面部多余油脂、减少面部油光的作用,可令妆容更持久、柔滑细致。

(7)画鼻影　画鼻影可使鼻部更有立体感。标准鼻型的长度为脸长度的1/3。鼻根部位于两眉之间,鼻梁由鼻根向鼻尖逐渐隆起,鼻翼两侧在内眼角的垂直线上,鼻的宽度是脸宽的1/5。鼻修饰时要注意:涂抹时注意色彩的变化,眼窝处深一些,越向鼻尖部越浅,直至消失;不要一次蘸色太多,要一点一点涂;在画鼻侧影时要先确定好位置再画,不要多次涂改,这样会使妆面显脏;鼻侧影与亮色及面部皮肤的衔接要自然;鼻侧影的上方要与眼影色相融;鼻侧影要对称;鼻梁上亮色的宽度要适中;鼻的修饰多用于浓妆,淡妆要慎用。

(8)眼部化妆　眼部化妆包括三步骤。

1)画眼影:眼影的颜色与服饰相协调。眼影的涂抹主要是通过晕染的手法来完成的。在画眼影时颜色不能成块堆积在眼睑上,而是要有一种深浅的变化,这样会显得自然柔和。

眼影的基本搭配方法有6种:

第一种是上下搭配法,是将上眼睑分上下两部分进行涂抹,即靠近睫毛根的部位涂一种颜色,在这层颜色之上再涂另一种颜色。

第二种是左右搭配法,是将上眼睑分左右两部分进行涂抹,即靠近内眼角涂一种颜色,靠近外眼角涂另一种颜色,中间过渡要自然柔和。

第三种是1/3搭配法,是将上眼睑分为三部分,靠近内眼角涂一种颜色,中间涂一种颜色,靠近眼尾再涂一种颜色。内眼角与眼尾的颜色可根据需要随意变化,但中间的颜色应使用亮色,目的是突出眼部的立体感和增加眼睛的神采。此法适合上眼睑较宽,用色余地大的眼睛。

第四种是单色晕染法,即使用一种颜色的描画方法,适合单眼皮的眼影描画,也适合较浅淡的妆型。

第五种是假双眼皮画法,对于单眼皮或形状不够理想的双眼皮,在上眼睑处画出一个双眼皮的效果,称假双眼皮画法。先在上眼睑上画一条线,这条线的高低位置以假双眼皮的宽窄而定。想宽一些,这条线就要高,反之就低一些。涂眼影时注意,在画线以下部分涂浅亮的颜色,在画线以上涂深暗的颜色,这样会使假双眼皮的效果更明显。

第六种是结构画法,这是突出眼部立体结构的画法。先在眉骨下与眼球相接的凹陷处画一条弧线或斜线,从外眼角处沿这条线向眼中部晕染,颜色逐渐变浅,在线的下方和眉梢下端涂浅亮色。

2) 画眼线:可使眼部轮廓清晰,黑白分明。一般是选择黑色,但有时也根据妆面的要求使用其他颜色的眼线。画在睫毛根处,上下眼线均从内眼角至外眼角由细到粗的变化。上眼线粗,下眼线细,上眼线的粗细是下眼线的一倍。描画时要格外仔细,因为眼线离眼球很近,眼球周围的皮肤非常敏感,不小心就会刺激眼睛流泪,破坏妆面。眼线要求整齐干净、宽窄适中。描画时力度要轻,手要稳。

3) 涂睫毛油:可增强睫毛的浓密度,使睫毛显得更长。其方法是,如果睫毛向下垂或自身睫毛较长,先用睫毛夹夹卷睫毛,使其上翘;上眼睑的睫毛用睫毛刷从根部向睫毛梢纵向涂染,边涂边刷睫毛刷;下眼睑的睫毛要横向涂染;需要涂得厚一些时,应先薄涂一层,在睫毛上粘少许蜜粉,再薄涂一层睫毛油,应避免一次涂得太厚。

(9) 画眉 画眉是用眉笔或眉粉描画眉毛,使眉色加深、眉型清晰的修饰方法。画眉时动作要轻,力度始终保持一致。在选择眉色时要注意,与发色基本一致或略浅于发色,一般常用眉色有咖啡色和棕色。眉色的深浅要符合整体妆面的要求。而眉型应与眼型、脸型协调对称。

(10) 涂腮红 腮红可使人显得健康,同时也可弥补脸型的不足。腮红应与口红颜色保持一致。腮红的描画主要是通过胭脂刷的晕染来完成的。在晕染过程中应注意一次不要蘸胭脂太多,否则会使腮红过深或成块,显得呆板、不自然。标准腮红位置在颧骨上,微笑时面颊能隆起的部位。一般来讲,腮红向上不可高于外眼角的水平线,向下不得低于嘴角的水平线,向内不超过眼睛的 1/2 垂直线。根据脸型和化妆造型的具体情况,腮红的位置和形状会有相应的变化。

(11) 画唇 标准唇型的唇峰在鼻孔外缘的垂直延长线上,唇角在眼睛平视时眼球内侧的垂直延长线上,下唇中心厚度是上唇中心厚度的 2 倍。

唇的描画主要有 3 种方法:

第一种是先用唇线笔将上下唇线画出来,再用唇刷涂唇色。

第二种方法是直接使用唇刷蘸唇膏描画唇线和涂唇色。

第三种是一种能突出唇的立体效果的画唇方法,是通过唇色的变化增加立体感。

具体操作是先用颜色深一些的唇线笔画唇线，口角两侧要加重描画，然后用浅一些的唇膏将唇涂满，最后在唇中部涂上浅色亮光唇膏。

（12）修妆　修妆指对妆进行检查与修整，以避免出现残妆示人。

（13）手的美容　修剪指甲，洗手，涂指甲油。但护士上班时不允许涂指甲油。

（14）去毛、去异味　去除手臂上过长的汗毛及腋毛。

（15）香水和饰物的应用　使用香水时应注意：不要使用过量；不要用在不当的部位；保持身体干净；不要混合使用香水。

5. 化妆的注意事项

护士应用化妆术时应注意不要当众化妆，不要在异性或患者面前化妆，不要化浓妆，不要出现妆面残缺，不要借用他人（或患者）的化妆品，不要评论他人（或患者）的化妆。

二、护士仪表礼仪

仪表包括服饰和配饰，相当于个人形象的亮化工程。良好、规范的仪表礼仪能树立护士良好的个人形象及职业形象，增强患者的信任度，提高患者的满意度。护士工作时的衣着应以整洁、庄重、大方、适体、衣裙长短和松紧适度、方便工作为原则，并与工作环境和谐统一。护士服和护士帽不仅体现出职业的特征，还起到保护患者和个人健康的作用。因此，护理人员的仪表礼仪也是医院护理管理的一项重要内容。

（一）着装的基本原则

生活中，着装既是一门技巧，更是一门艺术。当今流行着一个着装协调的标准公式："TPO＋PAS。"指一个人的打扮应能符合相应的时间（time）、地点（place）、目的（object），又要兼顾自己的职业（profession）、年龄（age）、地位（status）。正所谓"见其装而知其人"，在着装时重点应注意与"时、景、事、己、制"相互协调，相互呼应。

1. 与"时"协调

着装要与时代发展同步，务必要把握时代的潮流和节奏，既不超前，也不滞后。还要注意与四季交替对应。例如，护士在夏季时，应选择着裙服，冬季时应着中长外衣。要避免冬衣夏穿或夏衣冬穿。

2. 与"景"协调

着装务必与自己所面临的环境保持协调一致。不同的地点，着装应有所不同，逛街购物穿休闲装，在家休息穿家居服，上班时穿端庄的职业装。如医护人员上班时穿白大褂就是符合"与景协调"的原则。再如，医务人员在医院环境里一般都是穿白色的工作服，但是在一些特殊的科室，还可以根据具体的工作环境和患者的心理感受选择其他颜色，如儿科护士可以着粉红色的工作服，手术室护士可以着蓝色或绿色的工作服。

3. 与"事"协调

着装应注意与穿着场合、气氛相协调。场合一般分为庄重场合、普通场合、喜庆场合、悲伤场合。一个人身着整齐端庄的服饰去参加正式宴会，说明了他对主人的礼貌和尊敬，也能体现出个人的教养和素质。例如，去参加某位逝者的追悼会，应该穿得严肃一点。

4. 与"己"协调

选择服装时应注意性别、年龄、肤色、形体、个性等问题。例如身体娇小者，不宜穿暗深色调的服装；胖人应避免穿明快色调的服装，以免使人感到更胖。

5. 与"制"协调

着装必须合乎服装自身规律，做到职业化、整体化、标准化。

（1）职业化　职业化要求在工作时间内穿制服，不可随意穿便服。

（2）整体化　整体化要求着装时要统筹考虑、精心搭配，使各部位相互呼应，配合协调。

（3）标准化　标准化即着装要注意技巧，不同的服装有不同的穿着法，切不可违反常规自成一派，以免贻笑大方。例如，护士着工作服时，应将纽扣扣整齐，不能披开衣服，这样给人感觉太随意，容易让患者产生不信任感。

（二）服饰基本场合和要求

1. 公务场合

公务场合下着的服装称为职业装，例如军装、空姐服等。其基本要求：整齐、清洁、庄重、大方。护士服是典型的职业装，因此护士要保持服装的清洁、平整。

2. 社交场合

在某些重大场合上穿着庄重而且正式的服装称为礼服，例如，在晚间或日间的鸡尾酒会、正式聚会、仪式、典礼上穿着的小礼服或晚礼服等，职业女性在职业场合出席庆典、仪式时穿着的裙套装礼服，结婚时穿着的婚纱、燕尾服等。其基本要求：典雅、时尚、个性。因此，护士在工作期间不宜着礼服，它和我们的工作性质相违背。

3. 休闲场合

休闲场合下着的装称为休闲装，包括牛仔装、运动装、家居服等。其基本要求：舒适、方便、自然。护士在工作期间禁忌穿牛仔裤，因其与护士的洁净、严谨的职业形象相违背，也不利于实施护理技能操作时形体的变换。

（三）配饰的基本原则

饰物是一种点缀，它对于人们的穿着打扮，可起到辅助、烘托、陪衬、美化、暗示和交际的作用。从审美角度来看，它与服装、化妆一同被列为人们装饰、美化自身形象的三大法宝。在社交场合，饰物作为一种无声语言，向他人表达着使用者的知识、阅历、教养和审美品位。同时，也暗示着使用者的地位、身份、财富和婚恋状态。

　　配饰的应用过程中要遵循以下原则：佩戴时以朴素为美，数量不宜多，通常不超过3件；佩戴时注重同质同款，不宜花色太多；佩戴时注重与季节、体型、服饰、身份地位、个性等相协调，不宜夸张和瞩目；佩戴时尊重风俗和习惯，不宜别出心裁。

　　（四）护士仪表礼仪的要求

　　1. 护士着装的基本原则

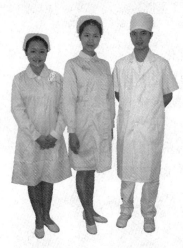

图3-7　护士服

　　（1）在工作岗位上应着护士服　护士的职业服饰美不仅是维护个人形象、医院形象的问题，更是在维护国家医疗机关形象，乃至维护国家形象。着职业服装不仅是对服务对象的尊重，同时也使着装者有一种职业的自豪感、责任感，是敬业、乐业在服饰上的具体体现。因此，护士在工作时，应着统一护士服（图3-7）。

　　（2）身着护士服时应佩戴工作牌　应佩戴标明护士姓名、职称、职务的工作牌于左胸上方，一方面可促使护士认真约束自身的言行，积极、主动地为患者服务，另一方面也便于患者辨认、询问和监督。

　　（3）护士服应与工作环境和谐统一　在选择护士服时，要注意款式简单、庄重、大方、适体、方便工作。

　　2. 护士着装的具体要求

　　（1）护士服　护士服是护士职业的标志，应该选用透气、挺括、易洗、不透明、易消毒的面料。穿着时应清洁、平整，无污渍、血渍。衣扣扣好扣齐，不能用胶布、大头针代替衣扣。衣兜内忌塞得鼓鼓囊囊。护士服长短要合适，以身长刚好过膝、袖长至腕部为宜，腰带平整，宽松适度。原则上内衣不外露。夏装如材质通透，可在护士服内穿着衬裙，但颜色宜选用白色或肉色，同时下摆不能超出护士服下摆。白色护士服是传统色彩的护士服，意指"白衣天使"。目前，很多医院开始引入多种颜色的护士服。例如，导诊护士、妇科或儿科护士可以考虑选择粉红色护士服；内、外科护士可以考虑选择天蓝色护士服；手术室或急诊科护士可以考虑选择果绿色护士服；而传染科护士可以考虑选择米黄色护士服（见封底）。如选用其他颜色的护士服，裤子的颜色最好与护士服颜色一致。冬装穿着时，下身一般配白色长工作裤，注意裤子的长度。站立时裤脚前面能碰到鞋面，后面能垂直遮住1厘米鞋帮即可。

　　（2）护士帽

　　1）燕尾帽：护士的燕尾帽应洁白、平整无皱褶。燕尾帽应佩戴端正，高低适中，轻巧地扣在头顶，距前发际4~5厘米。帽后用发卡卡住，以低头或仰头时不掉落为度。佩戴燕尾帽时头发应梳理整齐、清洁无味，前发不遮眉，后发不过肩，两侧头发不掩耳（图3-8）。

　　2）圆顶帽：要求头发全部收于帽内，前达眉睫，后收发尾。头上不戴头饰，中缝不要偏斜,应与后正中对齐,边沿要平整(图3-9)。

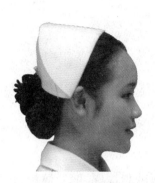
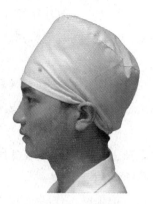

图3-8 燕尾帽　　　　　　　　　　图3-9 圆顶帽

(3)护士鞋、袜　护士在职业领域中应着制式鞋,即前不露脚趾,后不露脚跟,建议穿轻便、舒适的护士鞋。而且由于护士每天行走的时间很长,选择护士鞋时应当注意保护自己的双脚。鞋子为软底、低帮、平跟,走路无声,最好能有防滑功能。颜色应当与护士服搭配,一般为白色。要注意保持鞋子的清洁。切忌光脚穿鞋。

袜子应当选择浅色的,袜边不应低于裙边。不穿残破有异味的袜子,不在他人面前脱鞋、袜。穿着夏季裙式工作装时,应配上肉色或浅色长筒袜,不可直接裸露腿部(图3-10)。

(4)口鼻罩　佩戴口鼻罩时要根据护士脸型大小及工作岗位选择合适的口鼻罩。戴口鼻罩必须戴正,要将口鼻完全盖住,四周无空隙,位置高低适宜,既不影响视线,又不可太低露出鼻孔。口鼻罩摘下时,应将戴在口鼻内侧的一面向里折好,放入干净的口袋中,而不宜将口罩挂于胸前(图3-11)。

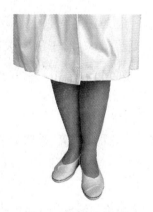
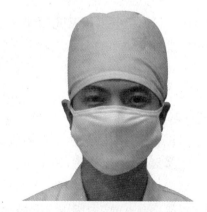

图3-10 护士鞋、袜　　　　　　　图3-11 口鼻罩

(5)护士佩饰要求　护士工作时不主张佩戴各种饰物,其目的是为了方便工作,同时也是为了彰显端庄大方的仪表。而且,护士工作时佩戴过多装饰物会让患者误认为护士把精力和时间过多地用于打扮自己,从而怀疑护士的能力,直接影响患者对护士的信任度。

1）发饰：为了固定帽子和头发，护士常常会用到发卡和发网，选择时应当注意素雅，并与服装统一和谐。一般建议用单色的发饰，如白色、黑色、米色等。尽量不要使用过于夸张的发饰，也不要同时佩戴过多的发饰。

2）首饰：

表：护士在工作时一般可佩戴胸表，将其挂于左侧胸前。

戒指：护士在工作时不应戴戒指，因其既会影响护理操作，又容易存留细菌，增加交叉传染的机会。

耳饰：护士在工作时不应佩戴耳环、耳链、耳坠等。耳钉因较耳环更为小巧含蓄，所以，一般情况下，允许女护士佩戴耳钉。

项链和挂件：护士在工作时一般不宜佩戴项链和挂件，即便佩戴，也只能将其戴在工作服以内。

手链、手镯、脚链等：护士在工作时都不宜佩戴。

三、护士仪态礼仪

护士愉快的面容、健美的姿态、充满青春热情的气息，不仅能给患者带来温暖，还可以增添患者战胜疾病的勇气，促使患者早日恢复健康。护士要培养良好的仪态，必须在日常生活工作中时时注意保持得体的仪态，纠正不良姿态，养成良好的"身体语言习惯"，才能令人信任。

（一）站姿

站姿又称为立姿、站相，是人在站立时所呈现出来的基本姿态，是日常生活中的一种最基本的体态，同时也是其他一切姿势的基础。人在站立时应注意保持挺拔向上、优美典雅、站姿自然，显示出既稳重又充满朝气和自信。根据男女性别差异及站立的时间，站姿可以有一些差异及局部的变化。对男士的要求是稳健，对女士的要求则是优美，但变化不能有悖于基本站姿要求。

1. 基本站姿

（1）站姿的基本要求

1）头部：头正颈直，双目平视，下颌微收，口唇微闭，面带微笑，呼吸自然。

2）躯干：收腹挺胸，平肩提臀，躯干挺直，身体重心尽量提高。

3）上肢：双臂自然垂于身体两侧，手指稍许弯曲。

4）下肢：双腿直立并扰，两脚跟及双膝靠紧，脚尖分开 45°～60°，身体重心落于两腿正中。

（2）男护士站姿　男护士在站立时，要注意表现出男性刚健、英武的风采，力求给人一种"劲"的壮美感。站立时，两腿可平行，双脚微分开，与肩同宽（间距最好不超过一脚之宽）。全身正直，头端颈直，双眼平视，双肩稍向后展并放松。双臂自然下垂于体侧，将右手握住左手腕部上方自然贴于腹部,或背在身后贴于臂部(图3-12)。

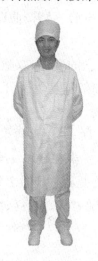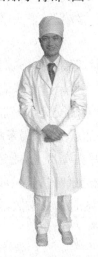

图 3-12　男护士站姿

如果站立过久,两脚可成半"V"形且前后分开,身体的重心轮流落在一只脚上,但上身仍需挺直。脚不可伸得太远,双腿不可叉开过大,变换不可过于频繁,膝部不可出现弯曲。

(3) 女护士站姿　女护士站姿总的要求是端庄大方、轻盈典雅。在基本站姿的基础上,手的摆放可以发生一些变化。双手可以自然垂于身体两侧,手指弯曲,指尖向下;或双臂基本垂直,双手几乎平展,一手叠于另一手上,并轻握另一手四指指尖,被握之手指尖不超出上手的外侧缘;或双臂略弯曲,双手轻握,置于中腹部。另一种方法是脚的变化,脚可呈"V"形脚,脚跟靠紧,脚尖分开 45°～60°;或呈半"V"形脚,一脚脚跟紧靠另一脚内侧中点,两脚所成角度为 45°～60°,双脚可交替变化,身体重心可在前脚或后脚;或呈"丁"字形脚,将半"V"形脚的两脚角度改为 90°,即为"丁"字形脚,双脚亦可交替变化;或呈平行脚,双脚平行,脚跟脚尖全部靠紧(图 3-13)。

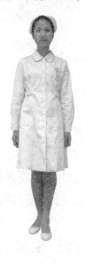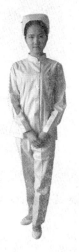

图 3-13　女护士站姿

2. 注意事项

1) 站立时忌全身不够端正,歪头、斜肩、含胸、挺腹、弓背、曲臂、撅臀、屈膝,双手插兜或交叉于胸前。

2) 忌双腿叉开过大,但站立过久时,可采用稍息的姿势,双腿可以适当叉开。但从美观与文明礼仪方面考虑,女士应谨记在他人面前双腿切勿叉开过大。否则会给人以轻浮、随便之感。此外,双腿交叉(即别腿)亦不美观。

3) 站立时,双脚忌乱点乱划,踢来踢去,蹦蹦跳跳;忌用脚勾东西、蹭痒痒;忌脱下鞋子"解放"脚;忌脚后跟踩在鞋帮上,或是半脱不脱,一半在鞋里一半在鞋外。此外,站立时双手玩弄衣服、医疗器械(听诊器)、咬手指甲等亦是有失庄重之举。

4) 忌自由散漫,久站时全身松散,并在站立时随意扶、拉、倚、靠、趴、踩、蹬、跨,都会显得无精打采,自由散漫。

(二) 坐姿

坐姿即人在就座之后身体保持的姿势。坐姿表现的是一种静态美,高雅端庄的坐姿不仅能给人以沉着、冷静、稳重的感觉,也是展现自我良好气质的重要形式。护士在进行护患交谈时经常采取坐姿,因此端庄、稳重、自然、大方的坐姿可以给患者留下好的印象(图 3-14)。

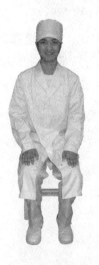
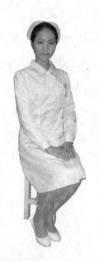

图 3-14 护士坐姿

1. 基本坐姿

基本坐姿主要包括入座、端坐、离座三部分。坐的时候要兼顾角度、深度、舒展等三个方面。要使自己的坐姿具有美感,除要注意落座后的姿态,还需注意入座和离座时的姿势。

(1) 入座 入座即走向座位直到坐下的整个过程。它是坐姿的前奏,也是其重要组成部分。护士立在椅后,侧身迈左脚行至椅前,右腿平行方向后退半步,左手展平工作服裙摆,顺势轻轻坐下,右脚还原紧靠左脚,左手在下,右手在上重叠,平放在左大腿后1/3处。若与他人一起入座,则落座时一定要讲究先后顺序,礼让尊长。其合乎礼仪的顺序有两种:一是优先尊长,即请尊长首先入座;二是同时就座,它适用于平辈人与亲友同事之间。在正式场合一定要遵守"左进左出"的规则,即不论是从正面、侧面还是背面走向座位,通常都讲究从左侧走向,并从左侧离开自己的座位。入座时切勿争抢。在就座的整个过程中,不管是移动座位、下落身体,还是调整坐姿,都不应发出嘈杂的声音。就座时应转身背对座位。如距其较远,可以右脚后移半步,待腿部接触座位边缘后,再轻轻坐下。着裙装的女士入座,通常应先用双手拢平裙摆,随后坐下。

(2)端坐 上身挺直,头部端正,双目平视,下颌微收,双肩平正放松;双手掌心向下,自然放于大腿上;双膝靠拢,男士可略分开,但不可超过肩宽;双腿正放或侧放或叠放;躯干与大腿、大腿与小腿之间均呈直角。入座后,不应坐满座位,一般只座前2/3座椅,以表示对对方的敬意。

(3)离座 与他人同时离座,须注意起身的先后次序,位卑者应稍后离座。离座时,还须向身旁就座者示意,随后方可起身,不要突然离座,以免惊扰他人。离座时也要注意轻稳无声,保持身体平衡自然。可先将一脚向后方收半步,然后再平稳站起,从左侧离座。

2. 注意事项

1)坐定之后不应仰头靠在座位背上,或是低头注视地面。左顾右盼,闭目养神,摇头晃脑亦不符合礼仪要求。

2)坐定之后上身不应前倾、后仰、歪向一侧,或是趴向前方、两侧。

3)坐下之后,不应以双手端臂、抱于脑后或抱住膝盖,不应以手抚腿、摸脚。应尽量减少摸、碰、敲、打等不必要的动作,或将肘部撑于桌面,双手夹在大腿中间。

4)坐下后双腿切勿分开过大。不要在尊长面前将一条小腿交叉叠放于另一条大腿之上。不要将两腿伸直开来,也不要抖动不止。不要躺在座位上,或把腿架在高处。

5)坐定后切勿将脚抬得过高,脚尖指向他人,或使对方看到鞋底。不要在落座后脱鞋、袜,或是将脚架在桌面上、钩住桌腿、翘到自己或他人的座位上。不要以脚踩踏其他物体。双脚不要交叉,不要将其摆成外八字,更不要两脚脚跟着地,脚尖朝上,摇动不止。

(三)行姿

行姿亦称走姿,是人在行走的过程中所形成的姿势。它始终处于动态之中,体现着人的动态之美和精神风貌。护士的行姿主要体现"精、气、神"(图3-15)。

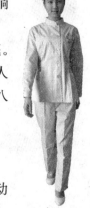

图3-15 行姿

1. 基本行姿

行走时，应以正确的站姿为基础，并且要全面、充分地兼顾以下六个方面。

(1) 全身伸直，昂首挺胸　在行走时，要面朝前方，双眼平视，头部端正，胸部挺起，背、腰、腿部都要避免弯曲，使全身看上去形成一条直线。

(2) 起步前倾，重心在前　起步行走时，身体应稍向前倾，身体的重心应落在反复交替移动的前脚脚掌之上。值得注意的是，当前脚落地、后脚离地时，膝盖一定要伸直，踏下脚时再稍微松弛，并即刻使重心前移，这样走动时步态才会优美。

(3) 脚尖前伸，步幅适中　在行进时，向前伸出的脚应保持脚尖向前，不要向内或向外（即外八字或内八字步）。同时还应保证步幅大小适中。正常的步幅应为一脚之长，即行走时前脚脚跟与后脚脚尖二者相距为一脚长。

(4) 直线行进，自始至终　在行进时，双脚两侧行走的轨迹大体上应呈现为一条直线。与此同时，要克服身体在行进中的左摇右摆，并使身体始终都保持以直线的形态进行移动。

(5) 双肩平稳，两臂摆动　行进时，双肩、双臂都不可过于僵硬呆板。双肩应当平稳，力戒摇晃。两臂则应自然地、一前一后有节奏地摆动。在摆动时，手要协调配合，掌心向内，自然弯曲。摆动的幅度以30°左右为宜，不要横摆或同向摆动。

(6) 全身协调，匀速行进　在行走时，速度要均匀，要有节奏感。另外，全身各个部分的举止要相互协调、配合，表现得轻松、自然。

2. 注意事项

1) 在行走时，不应左顾右盼。身体应避免过分摇晃，并避免不时回头注视身后。也不要并排前行，以免阻挡他人。还应注意行走时穿软底鞋，避免在行走的过程中产生太大的声音，以免影响患者的休息和治疗效果。

2) 行走时不应横冲直撞，悍然抢行，或嬉戏打闹，声响过大。如用力过猛，声响过大不仅会妨碍或惊吓他人，还给人留下粗鲁、没教养的感觉。

3) 在行走时，若两脚脚尖向内侧伸构成内八字步，或向外侧伸构成外八字步都很不雅观。

4) 在行走时，应当避免颈部前伸，歪头斜肩，耸肩夹臂，甩动手腕，挺腹含胸，扭腰翘臀，弯膝盘腿。

（四）蹲姿

下蹲的姿势，简称为蹲姿，它是人在处于静态的站姿时的一种特殊情况。蹲姿是护士常用姿势的一种，如拾取地上物品、低位取物及为患者整理床头柜等（图3-16）。

1. 基本蹲姿

基本蹲姿包括两个部分，一是下蹲姿势，二是起立姿势。

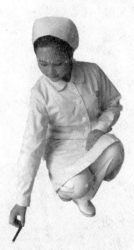

图3-16　蹲姿

（1）下蹲姿势　在基本站姿的基础上，下蹲时左脚原地不动，右脚平行后退半步。两脚平行，右脚脚尖着地，脚跟提起。向左略转头颈和身体，左手展平工作服下蹲，右膝低于左膝，两腿紧靠。左腿在前与地面呈 90°，右腿在后。左手在下，右手在上重叠平放在左腿后 1/3 处。拾物时，体侧 45°～60°，用右手或左手拾物。

（2）起立姿势　保持上身直立，双下肢用力支撑身体。避免双臂用力和上身过度前倾，双手和右脚还原呈基本站姿或规范站姿。

2．注意事项

1）避免下蹲的速度过快和重心不稳。

2）避免出现以下几种有伤大雅的蹲姿：一是面对他人，这样会使他人不便；二是背对他人，这样做对他人不够尊重；三是双腿平行叉开，在他人面前显得不够文雅；四是两脚呈内八字或外八字下蹲。

（五）护士专业仪态

1．持拿病历夹

持拿病历夹有两种方法：一是在站姿或行姿的基础上，用手掌握病历夹边缘中部，放在前臂内侧，持物手臂靠近腰部；另一种是左手握病历夹右缘上段，夹在肘关节腰部之间，病历前缘略上翘，右手自然下垂或摆动（图 3-17）。

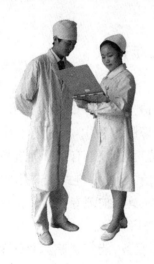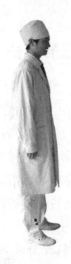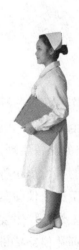

图 3-17　持拿病历夹

2．端盘姿势

在站姿和行姿的基础上，双手托住治疗盘的外侧面，拇指和示指放在治疗盘的两侧面。其余手指托住治疗盘的底部。曲臂，双肘尽量靠近腰部，前臂与上臂呈 90°，治疗盘与胸部相距一拳距离，托治疗盘呈水平状。取、放、行进平稳。端治疗盘入病室开关门时不能用脚踢门，而应该用肩部或侧后背将门轻轻推开，然后用肘部轻轻关门（图 3-18）。

3. 推治疗车行走

护士位于车后,身体与治疗车保持15～30厘米,双手扶住车把,把稳方向,双臂均匀用力,重心集中于前臂,抬头、挺胸直背,躯干略向前倾,行进、停放平稳。入室前需停车,用手轻推开门后,方能推车入室,不可用车撞开门,入室后应先关上门,再推车至病床旁(图3-19)。

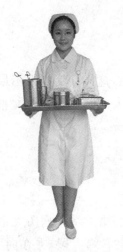

图3-18　端盘姿势

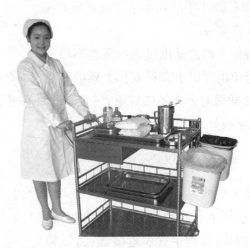

图3-19　推治疗车

第三节　护士的工作礼仪

护士工作礼仪是一种专业文化模式,它不仅是护士工作中的行为要求,更是一种专业的行为规范,它指导和协调护士在为患者实施护理的过程中,如何艺术性地运用护理程序,解决服务对象生理、心理、社会、精神等方面的问题,规范有利于促进患者健康及处理护患关系的言行举止等专业要求,已成为代表医院文化、促进医院文化的重要组成部分。护士的工作礼仪除具有礼仪的基本特征以外,还具有护理专业的文化特性。本节讨论的护士的工作礼仪主要包括:护士交接班礼仪、查房礼仪。

实施护理礼仪交接班及查房,充分体现人性化服务,能完善临床护理管理,增强护士的责任心,并极大地调动护士学习专业知识与专科技能的积极性,同时对患者的身心健康也将起到非医疗所能及的效果。

一、护士交接班礼仪

交接班制度是保证日常医疗护理工作严密性和连续性的一项重要工作程序。护士交接班按时间主要分为晨间交接班、白班交接班、夜班交接班3种;按交班形式分为集体交接班和床边交接班2种。集体交班是指在护士站或会议室,由当班护士向医护人员介绍住院患者的病情变化和注意事项的一种交班形式;床边交班则是在患者床旁进行交班的形式。护士通过严格的交接班,不仅使患者的治疗护理更加系统、连贯、有序,还可加强护士之间的密切合作和相互配合,形成良好的工作氛围和友好和谐的人际关系。因此,注意交接班中的种种礼仪是非常重要的。

（一）晨间集体交接班礼仪

晨间集体交接班礼仪是值班人员做出本班次口头及书面工作情况报告,多见于医院各病区常规的晨会。一般由科室主任和护士长主持。不论是站立或坐位交班,参会人员都要保持正确的站姿和坐姿,着装整洁,仪表端庄,面向主持人或交班者,双眼平视、精力集中。

1. 交班护士礼仪

交班护士在交班前不仅要做好患者病情动态方面的准备,还应做好交班时的周围环境准备,即护士站、输液准备室、治疗室等各室的地面、桌面、窗台等处准备。交班环境要清洁、整齐。护士办公桌上只放交班用的护理文书,桌旁放两把椅子。交班护士精神饱满、思想集中、严肃认真、着装整洁、挂牌上岗,站立于全体护士对面,并要熟悉交班内容。交班时详细报告病情,突出重点、简明扼要地报告交班内容,语言要求简洁、清晰、流畅。

交班内容包括:

1）患者总数,出入院、转科、转院、分娩、手术、死亡人数,请假、外出人数,以及新入院、危重患者、抢救患者、大手术前后或有特殊检查处理、有行为异常、自杀倾向的患者的病情变化及心理状态。

2）医嘱执行情况,重症护理记录,各种检查标本采集及各种处置完成情况,对尚未完成的工作,应向接班者交代清楚。

3）查看重点患者,如新入、当日手术或术后 3 天患者,危重患者,特殊检查治疗用药患者,有多重耐药菌感染患者,昏迷、瘫痪等危重患者有无压疮,以及基础护理完成情况,各种导管固定和通畅情况。

4）贵重、毒、麻、精神药品及抢救药品,器械、仪器的数量、技术状态等,并签全名。

开始交班时,首先要向大家问候"早晨好",然后报告本班次值班情况。交班者应姿态优美大方,不要有小动作,要注意与参会人员眼神交流,以吸引听众的注意力。站姿交班时,以标准的站姿站好,报告病情时应声音响亮、口齿清晰、语调自然、语气得当;面部表情严肃认真,内容要准确、重点突出、全面概括,用医学规范词语体现患者的动态变化。

2. 接班护士礼仪

参与接班的全体医护人员应提前 5 分钟到场,要求着装整齐、仪表端庄,进入护士站等待交接班。在听取交班护士的报告时,切忌东张西望、交头接耳、依靠桌椅墙壁等,如对交班内容提出问题,要注意礼貌用语,交班者应认真负责地给予回答。

(二)床边交接班礼仪

床边交接班是在晨间集体交接班结束后进行。一般由护士长带领夜班护士和全体日班护士参加,由值班护士向下一班护士在患者床前进行重点交班。常用于重危患者、新入院患者、术后患者、病情有特殊变化的患者、特殊检查前后的患者等。目的是使全体护士掌握科内重点特殊患者的情况,同时让患者感受到温馨和安全。

1. 交接护士的形象和举止

护士在交班前,要做好个人清洁,着装整齐、仪态端庄。汇报病情时要严肃认真,体现对患者的尊重。和患者交谈时,要注意用语亲切体贴,在查看患者时动作要轻柔,检查要细致。交接班人员不可互相说笑、嬉戏、谈论与患者无关的事情。对有些不需要患者了解的内容要注意回避,如患者的隐私、家属要求对患者保密的诊断、病情及工作人员之间的问题等,可回到护士站后再讨论解决。通常,接班护士应主动向患者做自我介绍,如:"您好,我是今天的值班护士××,接下来由我为您服务,请问您有什么事情需要我们解决的吗?"离开病房前接班护士还应向患者交代:"如果您有什么需要,请按床旁呼叫铃或随时找我,我会竭诚为您服务的。"

2. 进病房的顺序及交班时的位置

1)进入病房的顺序为护士长、交班护士、接班护士、主管护师、护师、护士、实习护生。

2)在病床前以床头为准,交班护士站于患者左侧,接班护士、护士长站于患者右侧,其他护士站于床尾及周围。

3)来到患者床前,接班护士首先应问候患者,体现人性化护理的人文关怀,再由交班护士按要求逐个对病情、治疗、护理和健康教育、出院指导根据不同的专科特点进行交班。护士长应重点检查交接班护士的温馨礼貌服务、健康宣教到位、夜间巡视、皮肤压疮等情况。

(三)日常班次交接班礼仪

日常班次交接班是指除常规晨间集体交班的其他各班次的交接班。

1. 交接时礼仪

1)交接班双方见面时应相互问候,如:"您好,您辛苦了,有什么未完成的工作请交给我吧!"等。接班者应提前到岗,着装整齐,精神饱满。交接班一定要认真仔细,清点器械药品,对不明白的问题务必要搞清楚,对上一班多做的工作要表示感谢。

2)交班者应尽量完成本班工作内容,不给别人增加麻烦和负担,以便保证接班者顺利地进行下一班工作,要处处为接班者着想,而不能把自己的工作留给下一班。如确因特殊原因未按时完成,要委婉地向接班者讲清楚,以求对方原谅,并表示谢意。

3) 在交班过程中,要做到口头讲清、床头看清、记录写清,不能只是口头交接,杜绝交接班不规范,事后发现问题,相互抱怨。接班者应有宽容大度精神,对上班有疏漏的工作及时补救,应充分体现互相帮助、友好协作的工作作风和团队精神。

2. 交接班时注意事项

(1) 交接班内容　交接班内容包括"四看、五查、一巡视"。

"四看"即看交班本、看医嘱本、看护理物品登记本、看各项护理记录本是否完整准确,有无遗漏或错误。

"五查"即重点查新入院、查术前准备、查危重瘫痪、查大小便失禁、查大手术后患者的各项处置是否妥善、及时、齐全。

"一巡视"即对所有住院患者,特别是危重、大手术后及病情有特殊变化的患者,交接班人员共同巡视,进行床边交接。

(2) 12 种情况不交不接

1) 护士衣帽、仪表不整齐。

2) 本班工作未完成。

3) 为下一班的准备工作未做好。

4) 输液、输血不通畅。

5) 各种引流不通畅。

6) 医疗器械物品不齐。

7) 上一班医嘱未查对。

8) 危重患者床单位不整洁。

9) 抢救物品不全或损坏未说明原因。

10) 剧毒、麻醉、贵重药品基数不符。

11) 治疗室、办公室不整洁。

12) 重点患者病情动态记录不清。

二、护理查房中的礼仪

护理查房是检查护理质量、落实规章制度、提高护理质量及护士业务水平的重要措施,其内容包括基础护理的落实情况、专科疾病护理内容、心理护理、技术操作、护理制度的落实。

1. 护理查房的分类和形式

按照查房的性质可分为临床业务性查房、教学指导性查房和常规评价性查房三大类。查房的形式可以是多种多样的,按其查房的形式和内容可分为个案护理查房、教学查房、危重抢救查房、质量查房、健康教育查房、护理科研查房、整体护理查房等;按其查房级别可分为护士长查房、总护士长和护理部主任查房。一般护士长查房每周 1 次,总护士长查房每个月 1 次,护理部主任查房每季度 1 次。

2. 查房时的礼仪位置

查房可根据病情及查房内容选择在病房或办公室。在患者身边查房时,护理人员的位置安排按患者卧位,左侧依次为:责任护士、高年资护士、主管护士、护士、实习护士等;右侧依次为:主查人、护士长、总护士长或护理部主任;床尾为配合护士、查房车及用物。在办公室查房讨论时,主查人应位于长方形会议桌一端的正中。如为总护士长或护理部主任查房,总护士长或护理部主任应就坐于主查人左侧(中国传统礼仪:以中为尊,以左为尊;国际礼仪:以右为尊),高年资护士应就坐于前排。

3. 在患者身边查房时要尊重、体贴患者

护理查房是护理工作中一项任务,但配合护理查房并非患者的义务,所以在护理查房前,必须首先征得患者的同意,讲清查房意义和目的,待患者愿意配合以后,方可进行。同时查房前还应将来者介绍给患者,以表示对患者的尊重,并感谢患者对护理工作的支持和配合。如患者因各种原因拒绝配合时,护士应表示理解。在进行护理查房时要处处关心和体贴患者,主要表现在以下几个方面。

1)避免查体时间过长,防止患者疲劳。

2)尽可能减少患者暴露,防止着凉。

3)在多人大病房中查房时,应保护患者隐私,必要时用屏风遮挡,以免使患者感到尴尬。

4)不交头接耳、私下议论(无论与查房内容是否相关),不随意翻动患者物品。

5)患者如有口音、方言和语言表达障碍不可嘲笑患者。

6)当发现患者肢体残缺或生理异常时不可表现出大惊小怪,使患者不知所措。这些细微的关怀,使患者感受护士的爱护和尊重,会对护理查房更加配合。

4. 护理查房要认真倾听、及时记录和适时提问

查房过程中,病历汇报者应语言清晰、语速适中、突出重点。参与者应全神贯注、举止端庄,不坐或倚靠病床,不随便翻动患者物品,不做无关的动作和不让任何事情干扰谈话者(如接听手机、电话等),将目光集中在谈话者的面部,用目光和点头动作对谈话者做出回应。不随意打断他人谈话(尤其是在倾听患者谈话时),以免打断谈话者的思路。对查房讨论内容要及时记录,做好查房记录,不仅对每个人都是再学习的过程,还可充分体现查房指导的效果。在查房讨论中有不明确的问题时,应在对方讲话结束后予以提问,随意提问不仅会打断讲话者的思路,同时也是极不礼貌的行为。

5. 护士在查房时应遵守相应的礼仪规范

(1)做好查房前的准备工作 护士应提前准备好所查患者的病历和相关护理资料,并准备好查房用的用品,如血压计、体温计、手电筒等。

(2)仪表端庄、情绪饱满 按护士着装严格要求自己,保持仪表端庄整洁;另外,要集中精神,不做与查房无关的事情。

(3)要熟练准确地报告病历 护士要熟练准确地报告病历及护理体查所见,提出个人的见解或疑惑,确认本次查房的目的。

　　(4) 查房时要守时　守时也是最基本的礼仪。护理查房守时包含两方面的内容:一是查房科室,在总护士长或护理部主任查房时,主查科室应提前通知参加科室查房的时间、地点和内容。查房时提前 5～10 分钟安排护士迎候,待各科室参加人员到达时,安排就坐并分发病例资料。查房时间掌握在 30～40 分钟。二是参加人员应按时到场,最好提前 5～10 分钟,以便熟悉查房内容并保证查房准时开始。

下篇 护理沟通与礼仪的实践应用

本篇收集的 19 个案例分别来自临床护理、社区护理、预防保健、精神心理护理及临终关怀等多个护理工作领域及岗位。为了尊重隐私权,文中患者、患者家属及护士均采用化名,案例内容也根据教学所需进行了必要修订。我们希望通过案例载体,任务驱动的方法,创设一些高仿真甚至真实的护理工作情境和任务,建议教师应用案例教学、项目教学、PBL 教学、角色扮演等方法和手段,建议学生采取团队合作,借助数字化信息资源、相关教材和教辅资料,深刻理解护理工作中的伦理、法律或社会问题,提前体会患者和护士角色,完成教学互动的课程内容,并收获良好的教学效果。更希望通过提供科学、合理、循证而专业的方法,给更多教师拓开高职教育改革的理念和思路,给更多学生提高自主学习和创新学习的能力,以达到真正融教学做一体化。

第四章 临床护理中的沟通与礼仪

1) 结合案例具体分析每一名护士使用的沟通技巧与礼仪规范,并说明应用的原因。

2) 解释每一种沟通技巧与礼仪规范的使用原则、要点和注意事项。

3) 分析案例中涉及的护理伦理、法律或社会问题,并寻求可能的解决办法。

4) 角色扮演完成各案例。

5) 具有良好的职业礼仪,能进行有效的护患、护属、护际沟通,实现和谐的护理人际关系。

随着护理工作的范畴和功能扩大,护士和患者的角色也呈现出多元化。在临床护理工作中,护理人员应努力与患者建立相互尊重相互信任的护患关系。良好的护患关系,能有效地减轻或消除患者来自环境、诊疗过程及疾病本身的压力,有助于治疗和加速疾病的康复进程。护士的沟通和礼仪技巧对护患关系的建立与发展起很重要的作用。本章选取了几个典型的临床案例,针对患者需求,应用沟通与礼仪的技巧来解决具体问题。

第一节 门诊护理中的沟通与礼仪

【案例】

患者王悦,女,20岁,在校大学生。因停经45天,阴道少量流血,腹痛1天加剧两小时来院就诊。

第一幕:

王悦面色苍白,眉头紧锁,双手捂着腹部,在一青年男性的陪伴下走进医院门诊大厅。导诊护士袁斌赶紧迎上前帮助搀扶患者,安排两人到预检分诊台就诊。

第二幕:

预检分诊处护士张华接待了王悦,并对其进行了问诊和初步体格检查,告知其应该到妇产科诊治。

第三幕：

袁斌陪同男青年把王悦送至妇产科候诊区后指导男青年去挂号。候诊区人很多，候诊区护士李美华接过挂号单和门诊病历本，安排王悦候诊。突然，王悦感觉腹部疼痛难忍，于是大嚷疼痛，并要求立即就诊。男青年扶着王悦挤开排队的人群冲入诊室。门外有序的候诊秩序开始混乱，更多的患者及家属往诊室挤。护士李美华了解情况后，立即安排王悦提前就诊，并制止了其他患者和家属的喧哗，对他们进行了耐心的解释。

第四幕：

接诊医生王艳华询问患者王悦的婚育情况及月经史时，王悦支支吾吾，不肯回答医生的问题，只要求医生赶紧给她止痛。医生拒绝盲目止痛，耐心询问王悦的情况，王悦始终犹豫不肯回答。时间一分一秒过去，诊室外议论声、斥责声越来越大。王悦失声痛哭，诊室护士于丽严肃批评患者及家属的喧哗，并上前安慰王悦。经过于丽的耐心解释和劝说，王悦最终解除顾虑，将自己的情况全盘说出。

第五幕：

患者王悦被诊断为宫外孕，医生告知其必须行急诊手术，于丽立即电话通知门诊手术室工作人员。王悦由于害怕，拒绝手术，于丽耐心解释。王悦被平车送入门诊手术室。门外，男青年焦急地想强行跟入。手术室护士郭琳劝止男青年入内。

【任务】

1) 维护患者的隐私和自尊，取得患者及其陪同者信任。

2) 完成对患者及其陪同者的安抚和劝慰。

3) 完成对其他患者的安抚。

4) 完成对患者的开导和鼓励。

【目的】

1) 满足患者生理、心理、文化和社会等方面的需求。

2) 满足患者陪同者心理、文化和社会等方面的需求。

3) 与患者及其陪同者建立良好的护理人际关系。

4) 与患者及其陪同者的沟通有效。

5) 与其他患者及其家属的沟通有效。

【方法】

一、案例解析

护士在与该患者及其家属的沟通及礼仪的展示中应注意以下几点。

1) 在碰到患者情况紧急时，应主动安排其提前就诊，并在语言和行为上给予患者安全感。

2) 在安排优先就诊患者时，护士应该做好其他患者的解释工作，对不满者应及时给予安抚,避免造成混乱秩序。

3) 在与患者沟通的过程中,护理人员要注意自己的言行和举止,注意保护患者的隐私。

二、案例执行方案

1) 小组讨论。

2) 角色扮演。

3) 完成讨论报告。

三、案例实施

(一) 评估

1. 患者

(1) 患者的一般情况　如年龄、病情、意识状态、自理能力、沟通能力等。

(2) 患者的健康问题

1) 生理方面:腹痛等。

2) 心理方面:焦虑、恐惧、情境性自尊低下。

3) 认知方面:知识缺乏。

4) 社会文化方面:婚育观、道德观。

(3) 患者的社会支持　怀孕缺乏社会认可等。

2. 护士

1) 护士的着装、礼仪修养、沟通能力、专业知识。

2) 护士的心理需求:尊重与认可。

3) 护士的社会需求:爱与归属感的满足,自我价值的实现。

3. 治疗性环境

(1) 舒适　室内温、湿度,光线,有无便民措施如茶水点、候诊椅等。

(2) 安全　有无明显的路标或指示、身体检查环境是否较隐蔽。

4. 护理伦理、法律问题或社会问题

(1) 伦理问题　未婚先孕与传统道德观的冲突,终止妊娠须由谁来决定。

(2) 法律问题　生命权与计划生育的冲突。

(3) 社会问题　生命权与健康权的冲突。

(二) 诊断

1. 患者

1) 腹痛:与宫外孕破裂内出血有关。

2) 心输出量减少：与宫外孕破裂大量出血有关。

3) 焦虑：与未婚先孕及担心病情预后有关。

4) 情境性自尊低下：与未婚先孕担心舆论有关。

5) 知识缺乏：与缺乏疾病的相关知识有关。

2. 患者家属

(1) 焦虑　与担心患者病情及预后有关。

(2) 知识缺乏　与缺乏疾病的相关知识有关。

（三）计划

1) 注重患者的心理体验及对其家属的相关心理支持。

2) 护士自身专业知识、沟通技巧的准备及心理状态的调试。

（四）实施措施及要点

1. 创设隐蔽、舒适、适宜的环境

1) 安排安静独立的诊室。

2) 检查时注意屏风遮挡；光线明亮；隐蔽的环境；路标明显。

3) 调节适宜的温、湿度（调节室温 24～26℃，湿度 50％～60％）。

2. 建立良好的护理人际关系

1) 良好的第一印象：①护士仪容；②护士仪表；③护士行为规范（仪态）：正确的站姿、走姿、蹲姿和手势；④护士专业仪态：站立及行走持夹、推车、端盘；⑤护理技能操作娴熟。

2) 尊重：如称谓礼仪的展示。

3) 真诚：如真诚的目光、微笑礼仪、迎送礼仪及搀扶礼仪的展示。

4) 介绍礼仪的展示。

3. 进行有效的护患、护属及护际沟通

(1) 语言沟通技巧的应用

1) 表达，包括告知、解释、建议、鼓励等。

2) 安慰和开导。

3) 劝说，包括不良后果的告知等。

4) 批评，包括寓教育于批评法、暗示法、含蓄批评法等。

5) 拒绝，包括直接拒绝、含蓄拒绝法等。

6) 电话交谈。

7) 倾听技巧，包括参与、核实及反应三阶段。

(2) 非语言沟通技巧的应用

1) 真诚的目光，强调目光停留的方式、角度、时间及部位。

2）面部表情，如微笑、严肃、同情等。

3）人际距离：一方面是空间距离的改变，包括从社交距离到熟人距离到亲密距离的改变；另一方面是界域语言的应用，包括从面对面的护患交谈姿势到肩并肩的朋友般的平行交谈位置。

4）肢体动作，包括点头、搀扶及其他手势语的应用。

5）触摸。

6）类语言和辅助语言的应用，如语气词、停顿、音质和音量等的变化。

（五）评价

1）患者及患者家属信任度及满意度高。

2）护士礼仪修养规范。

3）护患、护属、护际沟通有效。

第二节　急诊护理中的沟通与礼仪

【案例】

患者陈东宇，男性，40岁，初中文化，农民工。因从建筑物高处坠落致伤，患者意识清晰，但面色苍白，呼吸困难，大汗淋漓，双手用力地摁住腹部，在陪同者的搀扶下来医院急诊科就诊。

第一幕：

急诊科预检分诊处护士王芳接待了患者陈东宇。简单体格检查后，王芳与患者的陪同者一起将患者送到急诊科抢救室。鉴于陈东宇的休克症状，抢救室护士马晓宁立即为其施行必要救护，并请求王芳帮忙通知值班医生立即赶来抢救患者。

第二幕：

在医护人员抢救患者的同时，王芳向陈东宇的陪同者简单地了解了患者的发病经过后，嘱其去挂号并缴纳一定的治疗费用，遭到拒绝。陪同者声称自己只和患者是一个工地干活的工友，仅出于好心把患者送到医院来，不愿也无钱帮工友交钱，并准备离开医院。见此情况，王芳上前挽留男子，并告知这种情况必须马上通知患者家属，希望得到帮助。在护士的劝说和解释下，中年男子终于答应帮忙联系患者家属。

第三幕：

陈东宇入院1小时后，其妻子赶到医院。医生告知患者家属，患者因从高处坠落，脾破裂导致失血性休克，必须马上手术抢救，否则会有生命危险。家属听后，同意马上进行手术。术前，医生找家属谈话，告知手术的方案以及风险，要求其家属在手术知情同意书上签字。陈东宇家属在听完医生的谈话后,不敢签字并伤心落泪。抢救室护士马晓宁见此情况,上前安慰她,并耐心向她解释患者的病情以及最佳治疗方案选择的依据,最终家属签署了手术同意书,并缴纳了手术费用。

第四幕:

术后,陈东宇被送到 EICU 进行进一步的治疗。其家属要求进 EICU 陪护,遭到 EICU 护士杨兰的拒绝。杨兰告诉患者家属,EICU 有探视与陪护管理规定,不允许家属在内陪伴。陈东宇妻子表现出极度的不理解,在病房外大吵起来,强行闯入病房。杨兰见状,把患者家属劝出病房,耐心地跟她解释 EICU 限制陪护的目的及意义。在护士的耐心解释下,陈东宇妻子表示理解。

第五幕:

陈东宇术后 4 小时清醒,醒来后告诉护士,自己肚子饿,想进食。责任护士张蓓蓓对其详细讲解了此时进食可能引发的并发症,并向其宣讲了术后护理的注意事项。陈东宇接受了护士的解释和建议。

第六幕:

第二天,陈东宇的妻子在探视时间来探望患者。护士陈蕾向她催款,陈东宇的妻子看了催款单后表示质疑。陈蕾对照患者家属手中的住院清单一项一项跟她解释,并拿医院的项目收费标准给家属看,让她明白医院是严格按照当地医院标准收费的,解除了她心里的疑惑。

【任务】

1) 取得患者、陪同者和家属的信任。

2) 完成对患者、陪同者及家属的安抚和劝慰工作。

3) 完成与患者、陪同者及家属的交谈。

4) 完成对患者及患者家属的健康宣教。

【目的】

1) 满足患者及家属生理、心理、文化和社会等方面的需求。

2) 与患者、陪同者及家属建立良好的护理人际关系。

3) 与患者、陪同者及家属的沟通有效。

4) 正确处理护理工作中涉及的法律问题。

【方法】

一、案例解析

护士在与该患者及其家属的沟通及礼仪的展示中应注意以下几点。

1) 护理人员在急诊询问患者病情时,注意不能延误患者病情,语言沟通时应该清晰、简洁、明了;为了解昏迷患者病情发生经过,应该暂留陪送人员,注意礼貌用语。

2) 护理人员在为患者解释术后不能马上进食时,应该能理解患者的需要并应用诚恳、真挚的语言说服患者。

3) 护理人员在与焦急、烦躁、忧郁的家属沟通时,应注意使用沟通技巧等。

4) 护理人员应巧妙地拒绝患者,在不伤害患者自尊情况下耐心解释。

二、案例执行方案

1) 小组讨论。

2) 角色扮演。

3) 完成讨论报告。

三、案例实施

(一) 评估

1. 患者

(1) 患者的一般情况 如年龄、病情、意识状态、自理能力、沟通能力等。

(2) 患者的健康问题

1) 生理方面:脾破裂和失血性休克等。

2) 心理方面:焦虑和恐惧。

3) 社会文化方面:知识缺乏。

(3) 患者的社会支持 文化学历较低,缺乏职业自我防护和安全意识;经济条件较差。

2. 护士

1) 护士的着装、礼仪修养。

2) 护士的心理需求:尊重与认可。

3) 护士的社会需求:爱与归属感的满足,自我价值的实现。

3. 治疗性环境

(1) 舒适 室内温、湿度,光线。

(2) 安全 有无醒目的标志,有无无障碍通道等。

4. 护理伦理、法律问题或社会问题

(1) 法律问题 患者的权利(生命权)与义务(按时交纳医疗费用)。

(2) 社会问题 农民工的安全意识、医药费催缴。

(二) 诊断

1. 患者

(1) 心输出量减少 与大量失血有关。

（2）焦虑　与术后护士阻拦其进食有关。

（3）知识缺乏　与缺乏术后恢复健康的相关知识有关。

2. 患者家属

（1）焦虑　与担心丈夫现状及身体健康状况有关。

（2）恐惧　与担心丈夫预后有关。

（3）知识缺乏　与缺乏疾病治疗及健康恢复的相关知识有关。

（三）计划

1）对患者、陪同者及家属进行相关的心理调试。

2）护士自身专业知识、沟通技巧的准备及心理状态的调试。

3）理解和恰当地处理护理工作中的伦理问题。

（四）实施措施及要点

1. 布置舒适、适宜的环境

1）安静。

2）调节室温 18～22℃，湿度 50%～60%。

3）光线明亮。

2. 建立良好的护理人际关系

1）良好的第一印象：①护士仪容；②护士仪表；③护士仪态：行姿、站姿、蹲姿；④护士专业仪态：站立持夹、推车、端盘；⑤护理技能操作娴熟。

2）尊重：如称谓礼仪的展示。

3）真诚：如真诚的目光，微笑礼仪、鞠躬礼仪及握手礼仪的展示。

4）搀扶礼仪、迎接礼仪、介绍礼仪的展示。

5）恰当、及时的病情介绍及健康宣教。

3. 进行有效的护患、护属及护际沟通

（1）语言沟通技巧的应用

1）表达，包括告知、解释、建议、请求等。

2）安慰。

3）赞美。

4）劝说，如晓之以理、动之以情，列数据等。

5）批评，如及时批评，选择客观、中肯的措辞批评等。

6）拒绝，如含蓄拒绝法、客观理由拒绝法等。

7）倾听技巧，包括参与、核实及反应三阶段。

（2）非语言沟通技巧的应用

1）真诚的目光，强调目光停留的方式、角度、时间及部位。

2）面部表情,如微笑、严肃等。

3）人际距离：一方面是空间距离的改变,包括从社交距离到熟人距离到亲密距离的改变；另一方面是界域语言的应用,包括从面对面交谈姿势到肩并肩朋友般的平行交谈位置。

4）肢体动作,包括点头、搀扶及其他手势语的应用。

5）触摸。

6）类语言和辅助语言的应用,如语气词、停顿、音质和音量等的变化。

（五）评价

1）患者及患者家属信任度及满意度高。

2）护士礼仪修养规范。

3）护患、护属、护际沟通有效。

第三节　病区护理中的沟通与礼仪

【案例】

患者邓福,男,72岁,文化馆退休人员。糖尿病史21年多,院外使用"甘精胰岛素12~14 IU,早餐前皮下注射"降糖,现因颜面部及双下肢中度凹陷性水肿,四肢乏力4天来院就诊。门诊以2型糖尿病、糖尿病周围神经病变、糖尿病肾病收治入院。

第一幕：

内分泌科病区护士李华云接到住院处电话通知,有一位男性糖尿病患者收治入院。李华云接到电话后通知责任护士王华准备接收新患者。李华云与王华在病区门口等候患者,见患者在住院处护士张威和家属的搀扶下步行入病区,立即迎上去,接过病历资料,并与护士张威进行了简单的交接班。

第二幕：

责任护士王华搀扶患者邓福到18床休息。自我介绍后,王华详细询问患者病情,为其进行了初步体格检查。王华向邓福及其家属介绍医院的环境及规章制度,并为邓福做了相关疾病健康宣教。

第三幕：

半小时后,病区18床的信号灯亮了。责任护士王华立即赶至病房询问情况。邓福抱怨床位安排不满意及医生诊治不够及时,王华静待邓福发泄完情绪,才开始解释。经过王华的耐心解释,邓福表示了理解。

第四幕：

1小时后,医生开出医嘱,要为患者抽血进行实验室检查(亦称化验)以及输液。王华准备好用物来到病房,详细地向邓福解释了抽血及输液的目的,患者表示理解同意后,开始操作。王华的第一次穿刺失败,赶紧向患者道歉,并征求患者的同意准备进行第二次穿刺。患者拒绝再次穿刺并言辞激烈地斥责王华的技术,要求见护士长。王华应患者的要求请来了护士长李靖,在李靖的耐心解释和劝说下,患者最终同意接受治疗,并表示放弃追究王华的责任。

第五幕:

输液 30 分钟后,18 床的信号灯再次亮起,王华赶紧来到病房,询问邓福有何需求。邓福神情羞涩,支支吾吾。在王华耐心地劝说及开导下,其讲出实情。原来邓福在家属外出购物时强忍便意,却不慎尿湿裤子和床单。王华安慰邓福,并立即为他更换裤子和床单位。

第六幕:

晚班护士赵敏接班后查房,发现邓福进食一些含糖成分较高的饼干。赵敏上前询问邓福原由。她为邓福监测了血糖,发现血糖值偏高。赵敏告知邓福糖尿病患者应该控制饮食,否则机体易出现并发症。她还给邓福列举了一些由于血糖控制不严而引发严重并发症,并产生高额住院费用的案例。患者表示理解并同意和护士一起制订饮食计划。

【任务】

1) 取得患者及其家属信任。

2) 完成患者的入院健康宣教。

3) 完成对患者的安抚和劝慰。

4) 完成与患者的交谈。

5) 完成对患者及患者家属有关糖尿病的健康宣教及该病家庭照护的宣教。

【目的】

1) 满足患者生理、心理、文化和社会等多方面的需求。

2) 与患者及其家属建立良好的护理人际关系。

3) 与患者及其家属的沟通有效。

4) 理解护理工作中的法律问题,正确处理。

【方法】

一、案例解析

护士在与该患者及其家属的沟通及礼仪的展示中应注意以下几点。

1) 对文化学历较高的慢性病患者,如糖尿病患者可考虑建立共同参与型护患关系。

2) 误会发生时,护士应用平静的语调进行解释,也可暂时保持沉默;必要时可请第三人进行解释和调解。

3) 穿刺失败后,护士应及时向患者道歉和解释,态度真诚,但也要注意不能让患者对其失去信心;同时,应耐心倾听患者或其家属的抱怨,让他们说出自己的想法,仔细了解引发愤怒的原因,并对患者的遭遇表示充分的同情和理解。

4) 为患者更换衣裤的时候,应维护患者的自尊,注意面部表情和眼神的真诚。

二、案例执行方案

1) 小组讨论。

2) 角色扮演。

3) 完成讨论报告。

三、案例实施

(一)评估

1. 患者

(1) 患者的一般情况　如年龄、病情、意识状态、自理能力、沟通能力等。

(2) 患者的健康问题

1) 生理方面:水肿、乏力。

2) 心理方面:焦虑、情境性自尊低下。

3) 社会文化方面:学历较高,有一定接受能力和合作能力。

2. 护士

1) 护士的着装、礼仪修养。

2) 护士的心理需求:尊重与认可。

3) 护士的社会需求:爱与归属感的满足,自我价值的实现。

3. 治疗性环境

(1) 舒适　室内温、湿度,光线;自由、和谐、开放的护患关系。

(2) 安全　隐蔽的环境;卫生间有无便民设施,如扶栏等。

4. 护理伦理、法律问题或社会问题

(1) 伦理问题　患者的隐私权。

(2) 社会问题　糖尿病患者的疾病自我管理。

(二)相关诊断

(1) 焦虑　与感觉未受足够重视有关。

(2) 情境性自尊低下　与尿湿裤子及床单位有关。

(3) 知识缺乏　与缺乏糖尿病治疗的相关信息与知识有关。

(三)计划

1) 对患者的心理体验和心理支持。

2) 护士自身沟通技巧的准备、心理状态的调试。

3）理解和恰当地处理护理工作中的伦理问题。

（四）实施措施及要点

1. 布置舒适、隐蔽、适宜的环境

1）安静。

2）调节室温 18～22℃，湿度 50％～60％。

3）光线明亮。

4）环境隐蔽，必要时备床帘、屏风等遮挡物；卫生间设置输液瓶挂钩。

2. 建立良好的护理人际关系

1）良好的第一印象：①护士仪容；②护士仪表；③护士仪态：行姿、站姿、蹲姿；④护士专业仪态：站立持夹、推车、端盘；⑤护理技能操作娴熟。

2）尊重：如敲门入室及称谓礼仪的展示。

3）真诚：如真诚的目光，微笑礼仪、鞠躬礼仪及握手礼仪的展示。

4）迎接礼仪、介绍礼仪、道歉礼仪及批评礼仪的展示。

5）恰当、及时的入院介绍及健康宣教。

3. 进行有效的护患、护属及护际沟通

（1）语言沟通技巧的应用

1）表达，包括迎接、介绍、告知、解释、建议、请求等。

2）批评，包括及时批评、暗示批评法等。

3）劝说，包括告知可能的不良后果，列举实例、列数据等方法的应用。

4）倾听技巧，包括参与、核实及反应三阶段。

（2）非语言沟通技巧的应用

1）真诚的目光，强调目光停留的方式、角度、时间及部位。

2）微笑。

3）人际距离：一方面是空间距离的改变，包括从社交距离到熟人距离到亲密距离的改变；另一方面是界域语言的应用，包括从面对面的护患交谈姿势到肩并肩的朋友般的平行交谈位置。

4）肢体动作，包括点头、搀扶及其他手势语的应用。

5）触摸。

6）类语言和辅助语言的应用，如语气词，停顿，音质、音量等的变化。

（五）评价

1）患者及患者家属信任度及满意度高。

2）护士礼仪修养规范。

3）护患、护属、护际沟通有效。

第四节　手术室护理中的沟通与礼仪

【案例】

患者张美丽,女,31 岁,大学文化,某小学教师。因右下腹部持续性钝痛 4 小时入院。医疗诊断为急性阑尾炎,需行"腹腔镜下阑尾切除术"。

第一幕:

责任护士刘征准备为患者张美丽插导尿管,操作前告知患者并解释,患者表示拒绝。刘征得知其不愿插导尿管是因为担心隐私部位的暴露。刘征耐心跟患者解释,并告之留置导尿管的目的。她向患者承诺,在插导尿管的过程中,会请无关人员离开病房,并用屏风遮挡来保护其隐私。经过刘征的一再劝说与解释,张美丽最终同意插导尿管。

第二幕:

手术室护送护士钱天美接到手术通知后,进行术前访视。钱天美向患者及其家属做自我介绍,才说完,就被患者家属叫到病房外面,请求钱天美一定多照顾患者,并向钱天美塞红包。钱天美拒绝接受红包,并一再向其解释医务人员的职业道德。在钱天美的坚持和劝说下,患者家属终于收回红包,并放心地把患者交给了她。

第三幕:

钱天美将张美丽接到手术室后,征得张美丽的同意和合作,将她安置在手术台上,嘱患者先好好休息。但张美丽突然呼吸明显加快,大汗淋漓,面色潮红,原来她被自己幻想的手术场面和手术器械所吓倒。钱天美见状,立即上前安抚患者,在钱天美的耐心解释和安慰下,张美丽情绪终于平静下来。

第四幕:

术前,器械护士张金提醒杨甜甜、康涛两名实习护生有关上台的注意事项。手术过程中,张金见两名实习生讨论电影片段,用眼神提醒并制止了他们。术后,张金批评两名实习生,并告知手术过程中,要尊重患者,不能议论手术情况,更不能谈论与手术无关的事情。两名实习生进行自我反省。

第五幕:

手术顺利结束,钱天美将张美丽送回病房。钱天美与责任护士刘征进行床旁交接。刘征向患者及其家属交代了术后注意事项,患者家属表示理解。

【任务】

1) 取得患者及患者家属信任。

2) 完成对患者及其家属的安抚和劝慰。

3) 完成术前访视。

4) 完成床旁交接班。

5) 完成对患者家属的健康宣教。

6) 完成对实习护生的善意提醒和批评。

【目的】

1) 满足患者生理、心理、文化和社会等多方面的需求。

2) 满足患者家属心理、文化和社会等多方面的需求。

3) 与患者及其家属建立良好的护理人际关系。

4) 与患者、患者家属的沟通有效。

5) 与实习护生建立良好的师生关系。

6) 理解护理工作中的法律问题,正确处理。

【方法】

一、案例解析

护士在与该患者及其家属、带教老师与实习护生的沟通及礼仪的展示中应注意以下几点。

1) 术前访视应根据患者的年龄、性别、文化程度、职业等特征,向其介绍手术室环境和设备、麻醉方式和手术体位,使患者了解手术相关知识,增强患者信心,从而取得患者及家属的信任。

2) 面对患者家属的礼金酬谢,护士应恪守医疗服务职业道德,严格遵守医院各项规章制度,婉言谢绝;实在无法拒绝的可暂时收下,24 小时内交科室领导,找准时机在有两名工作人员在场的情况下将礼金退回患者,并以周到热情的服务,打消患者"不送红包看不好病"的顾虑。

3) 带教老师在批评实习护生时应该注意场合和方法,还要顾及护生的自尊。

二、案例执行方案

1) 小组讨论。

2) 角色扮演。

3) 完成讨论报告。

三、案例实施

(一) 评估

1. 患者

(1) 患者的一般情况 如年龄、病情、意识状态、自理能力、沟通能力等。

(2) 患者的健康问题

1) 生理方面:腹痛等。

2）心理方面：焦虑、恐惧。

3）社会文化方面：学历较高，极度维护自身的隐私。

（3）患者的社会支持 家人关心。

2. 护士

1）护士的着装、礼仪修养。

2）护士的心理需求：尊重与认可。

3）护士的社会需求：爱与归属感的满足、自我价值的实现。

3. 治疗性环境

（1）舒适 室内温、湿度，光线。

（2）安全 有无屏风等遮挡；语言对象、场地、内容的安全性。

4. 护理伦理、法律问题或社会问题

（1）伦理问题 患者的隐私权。

（2）法律问题 收受红包。

（二）诊断

1. 患者

（1）腹痛 与腹腔脏器炎症有关。

（2）焦虑 与担心隐私泄漏有关。

（3）恐惧 与担心手术有关。

（4）知识缺乏 与缺乏疾病及手术相关知识有关。

2. 患者家属

（1）焦虑 与担心患者手术情况有关。

（2）知识缺乏 与缺乏疾病及手术的相关信息与知识有关。

（三）计划

1）注重对患者的心理体验及对患者家属的心理支持。

2）护士自身沟通技巧的准备、心理状态的调试。

3）理解和恰当地处理护理工作中的法律问题。

（四）实施措施及要点

1. 布置舒适、隐蔽、安全的环境

1）安静。

2）调节病室温度 18～22℃，手术室温度 24～26℃；湿度 50%～60%。

3）光线明亮。

4）请无关人员回避，必要时用床帘、屏风等遮挡物。

　　5) 注意保暖。

　　2. 建立良好的护理人际关系

　　1) 良好的第一印象：①护士仪容；②护士仪表：建议着果绿色护士服；③护士仪态：行姿、站姿；④护士专业仪态：站立持夹、推车、端盘；⑤护理技能操作娴熟。

　　2) 尊重：如敲门入室及称谓礼仪的展示。

　　3) 真诚：如真诚的目光，微笑礼仪、批评礼仪及拒绝礼仪的展示。

　　4) 介绍礼仪的展示。

　　5) 护士交接班礼仪的展示。

　　3. 进行有效的护患、护属及护际沟通

　　(1) 语言沟通技巧的应用

　　1) 表达，包括告知、解释、建议等。

　　2) 拒绝，包括直接拒绝法、客观理由拒绝法等。

　　3) 批评，包括及时批评、私下批评、暗示批评、寓教育于批评法等。

　　4) 劝说，包括告知可能的不良后果，摆事实、列数据、举实证等方法的应用。

　　5) 倾听技巧，包括参与、核实及反应三阶段。

　　(2) 非语言沟通技巧的应用

　　1) 真诚的目光，强调目光停留的方式、角度、时间及部位。

　　2) 面部表情，包括微笑、严肃等。

　　3) 人际距离：一方面是空间距离的改变，包括从社交距离到熟人距离到亲密距离的改变；另一方面是界域语言的应用，包括从面对面的护患交谈姿势到肩并肩的朋友般的平行交谈位置。

　　4) 肢体动作，包括点头、搀扶及其他手势语的应用。

　　5) 触摸。

　　6) 类语言和辅助语言的应用，如语气词、停顿、音质和音量等的变化。

　　7) 装饰性符号系统的应用，如护士服颜色等。

　　(五) 评价

　　1) 患者及患者家属信任度及满意度高。
　　2) 护士礼仪修养规范。
　　3) 护患、护属、护际沟通有效。

第五章　社区护理中的沟通与礼仪

社区护理以健康为中心，以社区人群为对象，以促进和维护社区人群健康为目标，具有护理患者、对患者和家属宣教、解答患者和家属的咨询、保护患者、管理、合作、职业模范、科研和领导的职能。

作为一名社区护士，应具备人际交往、沟通能力，综合护理能力，独立判断、解决问题能力，预见能力，组织、管理能力，调研、科研能力，以及自我防护能力。社区护士的能力将直接影响社区护理的质量。目前，我国的社区护理仍处于萌芽阶段，只有加强社区护士的能力培养，提高社区护理队伍的整体素质，才能保证社区护理的质量，才能保证我国的社区护理事业健康蓬勃地发展下去，并圆满地达到我国发展社区护理的目的。

第一节　家庭访视中的沟通与礼仪

【案例】

患者李奇，男，65 岁，高中文化，某局退休干部。1 个月前因头痛、眩晕、耳鸣等症状到医院就诊。住院诊断：高血压Ⅲ期（3 级，高危组）。经过一段时间的住院治疗和护理，血压得以控制，出院后回家调养。

李奇老伴王阿姨，63 岁，初中文化，家庭妇女。夫妇两人育有独子，已婚，另购房居住。儿子、媳妇虽在同城工作，但均因工作繁忙，很少回家陪伴父母。

第一幕：

社区护士张小燕电话联系李奇，准备上门进行家庭访视。张小燕在约定的时间内到达李奇家。李奇下楼买东西未归，李奇的老伴王阿姨接待了张小燕。闲谈中，张小燕发现王阿姨缺乏照顾高血压患者的知识，于是给其进行详细讲解，并告之王阿姨高血压病的常见护理要点和注意事项。

第二幕：

李奇买东西归来，爬楼上来后气喘吁吁。王阿姨埋怨他失约于人不礼貌。李奇听后，心中不快，面露不满情绪，夫妻俩发生争吵。张小燕观察到李奇情绪激动，赶忙制止李奇老伴的唠叨，并上前安抚李奇，扶李奇坐下来休息。

第三幕：

在与李奇的沟通过程中，张小燕了解到：李奇对自己的病情有一定的认知，懂得控制血压的重要性和终身治疗的必要性，且每天按时服药。针对此情况，护士张小燕给予李奇鼓励和表扬，以增强他继续控制疾病的信心。但在问及饮食及特殊嗜好时，王阿姨埋怨李奇喜好过咸饮食，同时吸烟酗酒，对劝说充耳不闻。此话再次激怒李奇，他情绪激动、面色通红，张小燕忙上前调解、劝说。

第四幕：

经过张小燕的劝解，二老情绪逐渐平复。张小燕进一步帮助二老分析争执的原因和不良后果，指出李奇和王阿姨在争执中不当的语言和动作，并向李奇说明饮食对高血压患者的重要性。经过张小燕的分析和劝说，二老均认识到错误之处，表示以后会积极配合护士进行疾病的自我管理。同时，张小燕还建议李奇夫妇参加社区老年活动，接受社区定期进行的常见病、多发病的健康宣教。

第五幕：

李奇询问张小燕自己的血压状况、医疗保险和医药费用等问题，护士张小燕给予详细说明。李奇夫妇对张小燕的工作表示满意。双方约定下次上门访视的时间，张小燕告辞离开。

【任务】

1）了解家庭访视过程中护士的工作内容和工作职责。

2）取得患者及其家属的信任。

3）完成对患者及其家属的开导、劝说和鼓励。

4）完成与患者的交谈及健康宣教。

5）完成对患者家属进行该病家庭照护的宣教。

【目的】

1）满足患者生理、心理、文化和社会等多方面的需求。

2）满足患者家属生理、心理、文化和社会等多方面的需求。

3）与患者及其家属建立良好的护理人际关系。

4）与患者、患者家属的沟通有效。

5）理解护理工作中的法律问题，正确处理。

【方法】

一、案例解析

护士在与服务对象沟通和礼仪的展示过程中应注意以下几点。

1）在解决此患者家庭纷争过程中，注意劝说、批评语言使用的针对性和准确性。

2）家庭访视过程中护士服饰礼仪、见面礼仪、称谓礼仪的运用符合情境。

3）针对高血压患者的健康宣教进行相关知识的储备。

二、案例执行方案

1）小组讨论。

2）角色扮演。

3）完成讨论报告。

三、案例实施

（一）评估

1. 患者

（1）患者的一般情况　如年龄、病情、意识状态、自理能力、沟通能力等。

（2）患者的健康问题

1）生理方面：高血压Ⅲ期（3级，高危组）。

2）心理方面：急躁、焦虑。

3）文化方面：高中文化，具有高血压病的相关知识，但缺乏饮食控制的知识。

4）社会方面：退休，不参与老年群体活动。

（3）患者的社会支持　缺乏儿孙及社会的支持；同时患者家属存在年龄偏大、长期身心疲乏等可能引起的血压升高等生理问题；焦虑、孤独、恐惧等心理问题；以及文化程度较低，缺乏高血压病家庭照护知识等问题。

2. 护士

1）护士的着装、礼仪修养、沟通能力、专业知识。

2）护士的心理需求：尊重与认可。

3）护士的社会需求：爱与归属感的满足、自我价值的实现。

3. 治疗性环境

（1）舒适　如室内温、湿度；室内光线、美化装饰、窗帘的颜色等。

（2）安全　如家具摆设、地面易滑等不安全因素；有无照顾者或访视，异性患者有无第三方陪同。

4. 护理伦理、法律或社会问题

（1）伦理问题　社区护士面对患者家庭纷争时的处理方案。

（2）社会问题　高血压患者的医疗保险。

（二）护理诊断

1. 患者

（1）活动无耐力　与年龄偏大、身体健康问题有关。

（2）有受伤的危险　与情绪激动致血压升高有关。

（3）焦虑　与血压控制不满意有关。

（4）执行治疗方案无效　与缺乏相应知识及饮食不依从有关。

（5）知识缺乏　缺乏高血压饮食、家庭护理和预防方面的知识。

2. 患者家属

（1）照顾者角色紧张　与年龄偏大，力不从心有关。

（2）知识缺乏　缺乏对高血压患者家庭照护的相关信息与知识。

（3）个人应对无效　与对高血压患者的照顾者身份不自知有关。

（三）计划

1）注重对患者的心理体验及对家属的心理支持。

2）护士自身沟通技巧的准备、心理状态的调适。

3）理解和恰当地处理护理工作中的法律问题。

（四）实施措施及要点

1. 创建舒适、民主、安全、自由的环境

1）安静。

2）调节室温 24～26℃，湿度 50%～60%。

3）光线明亮，建议采用浅蓝色窗帘等。

4）选择患者病情较稳定或情绪相对平静的时间宣教。

5）根据患者或患者家属喜好选择室内绿色植物或花卉等装饰。

2. 建立良好的护理人际关系

1）良好的第一印象：①护士仪容；②护士仪表：着普通服装，避免大红等过于艳丽的颜色；③护士仪态：行姿、站姿、坐姿、蹲姿；④护理技能操作娴熟。

2）尊重：如敲门入室及称谓礼仪的展示。

3）真诚：如真诚的目光，微笑礼仪、鞠躬礼仪及握手礼仪的展示。

4）介绍礼仪、迎送礼仪的展示：如电话礼仪、名片礼仪等。

5）恰当、及时的自我介绍及健康宣教。

3. 进行有效的护患、护属沟通

（1）语言沟通技巧的应用

1）表达，包括告知、解释、建议、鼓励等。

2）赞美、表扬。

3）劝说，如居家优势，让对方了解可能的不良后果，动之以情等方法的应用。

4）批评，如及时批评、在双方冷静时批评、育教育于批评等方法的应用。

5）倾听技巧，包括参与、核实及反应三阶段。

6）适宜的沉默。

（2）非语言沟通技巧的应用

1）真诚的目光，强调目光停留的方式、角度、时间及部位。

2）微笑。

3）人际距离：一方面是空间距离的改变，包括从社交距离到熟人距离到亲密距离的改变；另一方面是界域语言的应用，包括从面对面的护患交谈姿势到肩并肩的朋友般的平行交谈位置。

4）肢体动作，包括点头、搀扶、其他手势语的应用。

5）触摸。

6）类语言和辅助语言的应用，如语气词、停顿、音质和音量等的变化。

7）装饰性符号系统的应用，如普通着装、窗帘颜色、家庭场景等的应用。

（五）评价

1）患者及患者家属信任度及满意度高。

2）护士礼仪修养规范。

3）护患、护属沟通有效。

第二节　健康宣教中的沟通与礼仪

【案例】

患者胡晓蓉，女，55岁，小学文化。近1年来出现月经紊乱，头痛，精神委靡，睡眠质量差，皮肤干燥，纳差胃胀，胸闷气短，易怒等症状。

胡晓蓉1年前从某工厂退休后与老伴刘强在家帮女儿刘明明照顾3岁的外孙。老伴刘强性格内向，不善言谈，家中主事者为胡晓蓉。3岁的孙子特别调皮、好动，胡晓蓉夫妇经常疲于应对。

第一幕：

患者女儿刘明明担心母亲身体，建议母亲去医院看病。胡晓蓉担心进医院花钱太多而讳疾忌医。刘明明无法，电话求助社区护士。护士饶芳在电话中表明了身份，询问了胡晓蓉的基本情况，并预约了登门拜访的时间。

第二幕：

上午9点，饶芳在约定的时间里登门访视，恰遇刘明明因单位急事不在家，为其开门的正是患者胡晓蓉。饶芳递上名片，并做自我介绍。胡晓蓉情绪较为激动，拒绝饶芳的拜访。胡晓蓉的老伴刘强从房中走出，饶芳向刘强介绍自己，并阐述事情前因后果。刘强了解情况后，协助饶芳做胡晓蓉的思想工作。

第三幕：

通过饶芳诚挚的讲解和耐心的解释，胡晓蓉渐渐消除顾虑，愿意接受医疗帮助。胡晓蓉向饶芳介绍自己的情况时，在一旁玩耍的3岁孙子走来纠缠胡晓蓉，讨要果汁。胡晓蓉大声责骂孙子。大人的责骂声、孩子的哭闹声响成一片。饶芳起身安抚胡晓蓉,并请求刘强帮忙照看其小孙子。突如其来的插曲使胡晓蓉暂时不愿再继续话题,饶芳表示理解。她静坐着,等待胡晓蓉的再次开口。临近中午,饶芳礼貌起身告辞,胡晓蓉留客吃饭。饶芳委婉拒绝了胡晓蓉的好意,并与其约定了下次的拜访时间;她还向胡晓蓉及其老伴解释了交谈时环境因素的重要性,希望得到家属的配合。双方达成共识。

第四幕:

次日,饶芳在约定的时间里再次登门,得到胡晓蓉的热情接待。饶芳为其介绍了同来的社区主任张海燕。胡晓蓉告知饶芳听从了其建议,已经安排老伴带小孙子出门玩耍。这次,饶芳带来了一叠图片相册和宣传小卡片,向胡晓蓉展示并逐一讲解围绝经期(更年期)综合征的形成、影响因素及其临床表现,她还向胡晓蓉介绍了治疗的意义。胡晓蓉听后表示深受其益,愿意积极治疗。饶芳对胡晓蓉就医态度的改变及时给予了肯定。为了鼓励其治疗的热情,她还将社区中众多(包括社区主任张海燕在内)的围绝经期患者配合治疗后大有成效的典型案例告诉了胡晓蓉,使其大受鼓舞,更坚定了治疗的信心。看到胡晓蓉脸上逐渐露出的笑容,饶芳和张海燕热情建议和邀请其参加社区成立的更年期妇女俱乐部,参与"一帮一"活动,进行各种有益身心的活动。胡晓蓉欣然同意。

第五幕:

交谈结束时,胡晓蓉向饶芳抱怨"看病难、看病贵"等诸多问题。饶芳听后,向胡晓蓉详细解释了社区卫生服务中心的工作范畴、工作内容以及收费问题,并建议其参加城镇居民医疗保险,合理有效利用医疗资源。胡晓蓉非常感动。

第六幕:

胡晓蓉的老伴刘强带着小孙子回家了。饶芳、张海燕和胡晓蓉约定了去"社区更年期妇女俱乐部"参观的时间,起身告辞。

【任务】

1) 取得患者及其家属信任。

2) 完成对患者的开导。

3) 完成与患者的交谈及健康宣教。

4) 完成对患者家属关于围绝经期综合征家庭照护的宣教。

5) 了解健康宣教过程中护士的工作内容和工作职责。

【目的】

1) 满足患者生理、心理、文化和社会等多方面的需求。

2) 满足患者家属生理、心理、文化和社会等多方面的需求。

3) 与患者及其家属建立良好的护理人际关系。

4) 与患者、患者家属的沟通有效。

5) 理解护理工作中的法律问题,正确处理。

【方法】

一、案例解析

护士在与服务对象沟通和礼仪的展示过程中应注意以下几点。

1）社区护士在进行不同对象的健康宣教时，应合理选择不同的宣教形式和方法，如现身说法、现身演示等。

2）注意健康宣教所需知识的储备。

3）护士服饰礼仪、名片礼仪、称谓礼仪的运用符合情境。

二、案例执行方案

1）小组讨论。

2）角色扮演。

3）完成讨论报告。

三、案例实施

（一）评估

1. 患者

（1）患者的一般情况　如年龄、病情、意识状态、自理能力、沟通能力等。

（2）患者的健康问题

1）生理方面：月经紊乱，头痛，皮肤干燥，纳差胃胀，胸闷气短等。

2）心理方面：烦躁、易怒。

3）文化方面：文化程度较低。

4）社会方面：退出社交活动圈，家庭封闭。

（3）患者的社会支持　家中有小孩，不利于静养；患者家属年龄偏大，精力不足，性格内向，不善言谈；同时缺乏围绝经期综合征家庭照护的知识。

2. 护士

1）护士的着装、礼仪修养、沟通能力、专业知识。

2）护士的心理需求：尊重与认可。

3）护士的社会需求：爱与归属感的满足、自我价值的实现。

3. 治疗性环境

（1）舒适　如室内温、湿度；室内光线、美化装饰物、窗帘的颜色等。

（2）安全　如室内地面是否防滑，是否安有床栏、扶手等辅助设施。

4. 护理伦理、法律和社会问题

（1）伦理问题　保护患者的隐私。

（2）社会问题　"看病难、看病贵"而讳疾忌医，隔代抚养的问题。

（二）护理诊断

1. 患者

（1）睡眠型态紊乱　与雌激素减少、内分泌失调、自主神经功能紊乱有关。

（2）有人际交往孤立的危险　与脾气易怒、精神委靡有关。

（3）焦虑　与身体健康状况不佳有关。

（4）个人应对无效　与不了解围绝经期综合征的相关知识有关。

（5）知识缺乏　缺乏对围绝经期综合征的护理知识。

2. 患者家属

（1）知识缺乏　缺乏照护围绝经期综合征患者的相关知识。

（2）家庭应对无效　与患者讳疾忌医有关。

（三）计划

1）注重对患者的心理体验。

2）护士自身沟通技巧的准备、心理状态的调试。

3）理解和恰当地处理护理工作中的法律问题。

（四）实施措施及要点

1. 创建舒适、民主、安全、自由的宣教环境

1）安静。

2）调节室温 18～22℃，湿度 50%～60%。

3）白天光线明亮；夜晚保持环境幽静，调节较暗的光线，提供适宜的睡眠环境。

4）选择患者病情较稳定或情绪相对平静的时间宣教。

5）根据患者或患者家属喜好选择室内绿色植物或花卉等装饰。

2. 建立良好的护理人际关系

1）良好的第一印象：①护士仪容；②护士仪表：着平常服装，选择绿色或蓝色服装为佳；③护士仪态：行姿、站姿、坐姿、蹲姿；④相关医学知识丰富，解释合理、易懂。

2）尊重：如敲门入室及称谓礼仪的展示；忌倾听不耐心、不细致，随意打断患者。

3）真诚：如真诚的目光，微笑礼仪、鞠躬礼仪及握手礼仪的展示。

4）介绍礼仪、迎送礼仪的展示：如名片礼仪、礼貌用语等。

5）恰当、及时的自我介绍及健康宣教。

6）详细查阅患者病历及相关就医记录，了解患者需求，回避可能引起患者不满或侵犯患者隐私的话题。

3. 进行有效的护患、护属沟通

(1) 语言沟通技巧的应用

1) 表达,包括告知、解释、建议、请求等。

2) 赞美,如夸赞式开场白的应用等。

3) 批评,如暗示批评、含蓄批评、寓教育于批评法等。

4) 劝说,如了解对方的喜好和忌讳;寻找共同点,如双方共同认识的某些人等。

5) 倾听技巧,包括参与、核实及反应三阶段。

6) 图文并茂的宣教资料。

(2) 非语言沟通技巧的应用

1) 真诚的目光,强调目光停留的方式、角度、时间及部位。

2) 面部表情,如赞许、肯定的微笑。

3) 人际距离:一方面是空间距离的改变,包括从社交距离到熟人距离到亲密距离的改变;另一方面是界域语言的应用,包括从面对面的护患交谈姿势到肩并肩的朋友般的平行交谈位置。

4) 肢体动作,包括点头、搀扶、图片展示动作及其他手势语的应用。

5) 触摸。

6) 类语言和辅助语言的应用,如语气词、语速、语调、停顿、音质和音量等的变化。

7) 装饰性符号系统的应用,如护士着装、室内绿色植物等场景的应用。

(五) 评价

1) 患者及患者家属信任度及满意度高。

2) 护士礼仪修养规范。

3) 护患、护属沟通有效。

第三节　居家护理时的沟通与礼仪

【案例】

患者王婷,女,45 岁,初中文化,下岗工人。视力低下(双眼视力为 0.08),因突发右侧肢体活动障碍 3 小时入院。诊断为脑出血,经过抢救和一段时间的治疗,体查:伸舌右偏,右侧肢体肌力 3 级,左侧肢体肌力 5 级,治疗有效,遵医嘱出院,回家功能复健。

王婷丈夫李军,48 岁,初中文化。夫妻俩育有一男孩,现已 18 岁,某中学高三学生。因王婷突发疾病住院治疗致家庭开支剧增,使原本经济困难的家庭雪上加霜。由于较长时间缺乏自理能力,王婷身体出现异味,家人出现厌烦情绪。王婷一度有轻生的念头。

第一幕：

社区护士唐丽华第一次登门拜访，向患者王婷及其照顾者丈夫李军进行自我介绍。护患双方认识后，唐丽华向王婷夫妇讲解脑出血患者居家护理的知识和功能复健步骤。讲解过程中，唐丽华发现王婷丈夫对王婷的复健不积极、不配合。唐丽华见状将王婷丈夫叫到客厅谈话，询问其不配合的原因并对其开展批评、教育，同时她认真讲解家属合作对患者康复效果的作用，鼓励李军积极参与到妻子功能复健的计划中来。

第二幕：

唐丽华根据王婷实际情况制定训练方案。在耐心讲解的同时，考虑王婷视力不佳，唐丽华还面对患者近距离进行肢体动作的示范，指导其进行全范围关节运动训练、日常生活能力训练、回归社会职业训练。在唐丽华的耐心指导下，王婷不太情愿地开始练习，但进度缓慢，且经常出错。

第三幕：

通过几个小时的接触，王婷感受到唐丽华的诚心帮助和细心指导，逐渐向其打开心扉，剖露心声。交谈过程中，遇到容易产生歧义和误解的话语，唐丽华总是及时与王婷核实；同时在交谈中，王婷一度因自身病症而落泪，唐丽华在认真倾听的同时，适时给予安抚、鼓励和劝导。通过沟通，唐丽华了解到王婷本人希望能快速恢复，但又担心后续治疗会加重家庭负担，同时影响儿子高考；而且王婷还因自己的视力问题担心复建会给家人带来不便，心情矛盾。根据此情况，唐丽华给予其有效的心理疏导，终让王婷放下心理负担，开始积极地投入到复健训练中。

第四幕：

训练结束后，唐丽华还告知患者及其家属有关脑出血的预防知识（如：健康的生活方式；防治高血压、肥胖症；保持血压、血糖、血脂在正常范围等）。最后，在欢快的气氛中，唐丽华与王婷和她家人约定好下次登门护理的时间，告辞离开。

【任务】

1）了解在居家护理工作中社区护士的工作内容和工作职责。

2）完成对患者的开导和鼓励，取得患者信任。

3）完成对患者家属的批评、教育，给予正确引导。

4）完成与患者的交谈及健康宣教。

5）完成对患者家属对该病家庭照护的宣教。

【目的】

1）满足患者生理、心理、文化和社会等多方面的需求。

2）满足患者家属生理、心理、文化和社会等多方面的需求。

3）与患者及其家属建立良好的护理人际关系。

4）与患者、患者家属的沟通有效。

5）理解护理工作中的法律问题，正确处理。

【方法】

一、案例解析

护士在与服务对象沟通和礼仪的展示过程中应注意以下几点。

1) 患者双眼视力低下,应以语言沟通及非语言沟通中触摸等技巧的应用为主。

2) 注意人际距离的改变和肢体动作应用的时机。

3) 注意沟通过程中批评、劝说和非语言技巧的运用。

4) 掌握全范围关节运动(ROM)的姿势要点及健康宣教时相关知识的储备。

5) 注意护士服饰礼仪、见面礼仪、称谓礼仪的运用符合居家护理的要求。

二、案例执行方案

1) 小组讨论。

2) 角色扮演。

3) 完成讨论报告。

三、案例实施

（一）评估

1. 患者

(1) 患者的一般情况　如年龄、病情、意识状态、自理能力、沟通能力等。

(2) 患者的健康问题

1) 生理方面:视力低下,右侧肢体肌力 3 级,行动不便,伸舌右偏等。

2) 心理方面:焦虑、恐惧、悲哀、绝望。

3) 文化方面:文化层次偏低,缺乏复健所需知识和毅力。

4) 社会方面:缺乏爱与归属感;训练需长期进行且成效不明显,难以坚持。

(3) 患者的社会支持　丈夫成为家庭经济支柱,儿子高三,缺乏家庭照护和支持;下岗,家庭经济窘迫;同时,患者家属缺乏帮助脑出血患者进行家庭复健的知识。

2. 护士

1) 护士的着装、礼仪修养、沟通能力、专业知识。

2) 护士的心理需求:尊重与认可。

3) 护士的社会需求:爱与归属感的满足、自我价值的实现。

3. 治疗性环境

(1) 舒适　如室内温、湿度;室内光线、美化装饰、窗帘的颜色等。

(2) 安全　如是否存在家具摆设凌乱、地面易滑、室内存放锐利器械等不安全因素。

4. 护理伦理、法律和社会问题

(1) 伦理问题　生命与生存。

(2) 社会问题　"久病床前无孝子"——无自理能力患者的家庭照护。

(二) 诊断

1. 患者

(1) 躯体活动障碍　与颅内血块堵塞有关。

(2) 有废用综合征的危险　与脑出血所致运动障碍有关。

(3) 感觉紊乱　与视力低下有关。

(4) 焦虑　与身体恢复速度缓慢有关。

(5) 功能障碍性悲哀　与复健训练成效不明显有关。

(6) 个人应对无效　与躯体活动不便,无法自理有关。

2. 患者家属

(1) 照顾者角色紧张　与患者久病,家庭负担重有关。

(2) 知识缺乏　与缺乏脑出血患者家庭照护的相关信息与知识有关。

(3) 家庭应对无效　与无经济能力照护脑出血患者的健康有关。

(三) 计划

1) 注重对患者的心理体验。

2) 护士自身沟通技巧的准备、心理状态的准备。

3) 理解和恰当地处理护理工作中的法律问题。

(四) 实施措施及要点

1. 创建舒适、民主、安全、自由的环境

1) 安静。

2) 调节室温 18～22℃,湿度 50%～60%。

3) 光线明亮。

4) 提供盲人拐杖等助行器;并建议患者活动的空间里家具摆设要简单、位置固定。

5) 选择患者病情较稳定或情绪相对平静的时间宣教。

6) 根据患者或患者家属喜好选择室内绿色植物或花卉等装饰。

2. 建立良好的护理人际关系

1) 良好的第一印象:①护士仪容;②护士仪表:着普通服装;③护士仪态:行姿、站姿、坐姿、蹲姿;④相关医学知识丰富,解释合理、易懂;⑤护理技能操作娴熟。

2) 尊重:如敲门入室及称谓礼仪的展示。

3) 真诚:如真诚的目光,微笑礼仪、名片礼仪及握手礼仪的展示。

4）介绍礼仪的展示。

5）恰当、及时的自我介绍及健康宣教。

3. 进行有效的护患、护属沟通

（1）语言沟通技巧的应用

1）表达，包括告知、解释、建议、请求、鼓励等（话语要有明确性；多了解对方基本情况，有利于交谈的进行；注意语言沟通的原则等）。

2）批评，如选择客观措辞及时批评，由赞美过渡到批评法等。

3）劝说，如晓之以理、动之以情，列数据等方法的应用。

4）倾听技巧，包括参与、核实及反应三阶段。

（2）非语言沟通技巧的应用

1）真诚的目光，强调目光停留的方法、角度、时间及部位。

2）微笑。

3）人际距离：一方面是空间距离的改变，包括从社交距离到熟人距离到亲密距离的改变；另一方面是界域语言的应用，包括从面对面的护患交谈姿势到肩并肩的朋友般的平行交谈位置；由于患者视力低下，改变人际距离时要在患者可视的有限距离内。

4）肢体动作，包括点头、搀扶、复健姿势的演示、其他手势语的应用等。

5）触摸。

6）类语言和辅助语言的应用，如语气词、停顿、音质和音量等的变化。

7）装饰性符号系统的应用，如着装、窗帘的颜色；室内绿色植物等场景的应用。

（五）评价

1）患者及患者家属信任度及满意度高。

2）护士礼仪修养规范。

3）护患、护属沟通有效。

第六章　预防保健中的沟通与礼仪

随着疾病谱、死亡谱的改变，人口的老龄化、医疗条件的改善以及人们健康观念的变化，人们对健康的要求越来越高，对医疗卫生服务和健康保健的需求也在不断提高，预防为主、防治结合已经成为现代医学发展的必然趋势。这就要求护理人员不仅仅要服务临床，同时应胜任服务于个体和群体，并能承担疾病预防、保健、康复、健康教育与健康促进等综合服务的职责。本章从母婴保健、儿童保健、妇幼保健、老年保健四个方面探讨如何运用相应的护理礼仪和沟通技巧，解决其健康问题，满足他们的身心需要。

第一节　母婴保健中的沟通与礼仪

【案例】

何贝贝，女，3个月。由其母亲抱着来到社区卫生服务中心的预防接种室进行第一针百白破疫苗的预防接种，其父亲和祖父母一同陪其就诊。贝贝穿着两个棉袄，外面裹着被子，小脸蛋红扑扑的。

第一幕：

一家人前引后拥至预防接种室外，护士谢凤接过贝贝的预防接种本，安排他们排队等候。

第二幕：

候诊时，何贝贝突然哭了起来。贝贝母亲紧紧地裹了裹被子，并试图喂奶。但贝贝仍然大声啼哭，拒绝吸吮，其父亲和祖父母乱成一团。谢凤见状上前帮忙，并告诉家长由于室温较高，穿得太多会让孩子不舒服，建议他们解开贝贝的被子。果然，解开包被后孩子不哭了，贝贝的家人非常感激谢凤。利用候诊时间，谢凤为他们讲解了一些育婴知识。

第三幕：

等待过程中，看到其他的孩子在注射时哇哇大哭，贝贝母亲很紧张。轮到贝贝时，护士胡美美让贝贝的母亲抱孩子进注射室，但贝贝母亲迟疑不前。见状，胡美美拍了拍贝贝母亲的肩膀，给予其安慰和鼓励。听了胡美美的解释，又看到其他几个护士朝她微笑并给予鼓励，贝贝母亲终于安心下来。

第四幕：

胡美美为贝贝抽吸了药物，告知贝贝母亲疫苗的种类和作用。注射前，她恳请贝贝母亲抱好宝宝,并帮忙限制贝贝的肢体活动。看到贝贝母亲不解,胡美美又做了仔细的示范。为了与贝贝建立情感,胡美美还轻轻地抚摸了贝贝的头。注射中,贝贝哇哇哭起来,贝贝母亲也伤心得直掉眼泪,胡美美及时安抚贝贝及其母亲。

第五幕:

护士郑伟帮贝贝整理衣服,接过贝贝并逗她玩。郑伟交还预防接种本,向贝贝的家人宣讲有关疫苗接种的注意事项和可能的不良反应,并详细告知百白破疫苗剩余两次接种的时间。郑伟还了解了贝贝母亲母乳喂养的情况,对其科学喂养的态度和方法给予了肯定和赞扬,并欢迎她以后遇到困难时前来咨询。

第六幕:

护士郑伟将贝贝一家人送至电梯口,贝贝一家人再次表示感谢。

【任务】

1) 取得服务对象及其家属的信任。

2) 完成对服务对象及其家属的安慰。

3) 完成对服务对象家属的说服、解释及赞美等工作。

4) 完成对服务对象家属的健康宣教。

5) 运用迎送礼仪、介绍礼仪、电梯礼仪等迎送服务对象及家属,完成候诊区护理工作。

【目的】

1) 满足服务对象生理、心理、精神、文化和社会等多方面的需求。

2) 满足服务对象家属生理、心理、精神、文化和社会等多方面的需求。

3) 与服务对象及其家属建立良好的护理人际关系。

4) 与服务对象及其家属的沟通有效。

【方法】

一、案例解析

护士在与该服务对象及其家属的沟通及礼仪的展示中应注意以下几点。

1) 由于本案例中婴儿只有 3 个月,宜加强非语言沟通。

2) 在与服务对象及其家属的沟通过程中,注意安慰、解释技巧的运用,取得信任。

二、案例执行方案

1) 小组讨论。

2) 角色扮演。

3) 完成讨论报告。

三、案例实施

（一）评估

1. 服务对象

（1）服务对象的一般情况　如年龄、病情、意识状态、合作程度、沟通能力等。

（2）服务对象的健康问题

1）生理方面：室温高引起的不适，注射引起的疼痛等。

2）社会方面：独生子女的溺爱。

（3）服务对象的社会支持　长辈的关爱、医务人员的关怀。

2. 护士

1）护士的着装、礼仪修养、沟通能力、专业素养。

2）护士的心理需求：尊重与认可。

3）护士的社会需求：爱与归属感的满足、自我价值的实现。

3. 治疗性环境

（1）舒适　如室内温、湿度，室内光线、美化装饰、墙壁的颜色等。

（2）安全　如地面是否易滑；注射环境设置是否合理；护士语言是否规范等。

4. 护理伦理、法律和社会问题

（1）伦理问题　服务对象的知情同意权。

（2）社会问题　长辈对下一代的过度呵护。

（二）护理诊断

（1）疼痛　与锐器刺破皮肤和药物注入体内有关。

（2）有体温改变的危险　与外界温度高、衣服穿得过多有关。

（3）焦虑　与担心婴儿疼痛有关。

（4）知识缺乏　与缺乏婴儿预防接种知识有关。

（5）语言沟通障碍　与患儿年龄过小，无法理解语言有关。

（6）照顾者角色紧张　与疼爱孩子有关。

（三）计划

1）注重对服务对象的心理体验。

2）护士自身沟通技巧的准备、心理状态的调试。

3）理解和恰当地处理护理工作中涉及的护理伦理和社会问题。

（四）实施措施及要点

1. 布置舒适、适宜的候诊环境

1）安静。

2）调节室温 18～22℃，湿度 50％～60％。

3）光线明亮。

4）窗帘宜选择米黄或粉红等颜色为装饰；墙壁可描绘或悬挂卡通图案；室内可设适宜儿童游乐场地及设施。

2. 建立良好的护理人际关系

1）良好的第一印象：①护士仪容；②护士仪表：着淡蓝或粉红的护士服；③护士仪态：行姿、站姿、坐姿、蹲姿；④护士专业仪态：站立持夹、推车、端盘；⑤相关预防保健知识丰富，解释合理、通俗易懂；⑥护理技能操作娴熟。

2）尊重：如迎送及称谓礼仪的运用。

3）真诚：如真诚的目光，微笑礼仪、鞠躬礼仪、电梯礼仪及握手礼仪的展示。

4）介绍礼仪的展示。

5）恰当、及时的健康宣教。

3. 进行有效的护患、护属沟通

（1）语言沟通技巧的应用

1）表达，包括告知、解释、建议、安慰、鼓励等。

2）赞美，如注射前观察细节，应用具体语言赞美婴儿的健康；注射后可采用情真意切的方法赞美婴儿家属的配合。

3）劝说，如通过熟练的操作和适当地交流来建立信任，从而说服婴儿家属配合治疗。

4）倾听技巧，包括参与、核实及反应三阶段。

（2）非语言沟通技巧的应用

1）真诚的目光，注意目光停留的方式、角度、时间及部位。

2）微笑。

3）人际距离：一方面是空间距离的改变，包括从社交距离到熟人距离到亲密距离的改变；另一方面是界域语言的应用，包括从面对面的护患交谈姿势到肩并肩的朋友般的平行交谈位置。

4）肢体动作，如点头、轻拍肩膀及其他手势语的应用。

5）触摸。

6）类语言和辅助语言的应用，如语气词、停顿、音质和音量等的变化。

7）装饰性符号系统的应用，如护士服、窗帘的颜色；室内装饰及娱乐设施等的应用。

（五）评价

1）服务对象及其家属信任度及满意度高。

2）护士礼仪修养规范。

3）护患、护属沟通有效。

第二节　儿童保健中的沟通与礼仪

【案例】

张畅，女，8 岁，小学三年级学生。体重 52 千克，身高 136 厘米。近半个月患儿夜间频繁惊醒，呼吸不畅，走路叫累。在母亲的陪同下来到社区卫生服务中心儿童保健门诊就医。

张畅每餐饭量大，爱吃巧克力等甜食，喜欢看书、画画，不喜欢户外运动。由于肥胖，张畅被同学戏称"肥肥畅"，张畅因此而情绪低落，不爱与人交往。同时，因为爷爷的隔代溺爱，张畅对父母教育的依从性较差。

第一幕：

张畅在母亲的陪同下来到社区卫生服务中心儿童保健门诊，候诊区护士张红热情地接待了她们，并安排候诊。

第二幕：

候诊时，张畅从口袋掏出巧克力吃，其母亲阻止她。因此，张畅非常生气，独坐一旁，并拒绝与母亲说话。护士张红来到张畅身旁，用自己过去类似的经历拉近与张畅的距离，并趁此机会向张畅及其母亲进行儿童饮食健康宣教。

第三幕：

诊室，医生进行问诊及体格检查后，告知张畅母女孩子的症状是由于体重超重引发的，只有严格控制孩子的进食量，增加运动量，将体重降至正常范围，出现的症状才会消失。

第四幕：

张畅母亲似乎没有听懂医生的话，诊室护士李艳耐心仔细地为其解释医生的诊断结果和治疗方案。她与张畅母亲一起为张畅制定了一份详细的饮食及运动计划。交谈中，张畅母亲向护士李艳倾诉了张畅爷爷对其溺爱问题。对此，李艳帮助她分析了原因以及说服张畅爷爷的方法。

第五幕：

李艳用通俗易懂的语言向张畅解释肥胖对健康的影响，鼓励其在父母的帮助下控制体重。

第六幕：

李艳送张畅母女走出社区卫生服务中心大门。

【任务】

1）取得服务对象及其家属的信任。

2）完成对服务对象及其家属的安慰。

3）完成与服务对象及其家属的交谈。

4）完成对服务对象及其家属的健康宣教。

5）运用迎送礼仪、介绍礼仪等迎送服务对象及其家属，完成候诊区护理工作。

【目的】

1）满足服务对象生理、心理、精神、文化和社会等多方面的需求。

2）满足服务对象家属生理、心理、精神、文化和社会等多方面的需求。

3）与服务对象及其家属建立良好的护理人际关系。

4）与服务对象及其家属的沟通有效。

【方法】

一、案例解析

护士在与该服务对象及其家属的沟通及礼仪的展示中应注意以下几点。

1）与服务对象的沟通中应考虑孩子对语言的理解能力，尽量选用通俗易懂的话语或相关图片等辅助资料，避免使用深奥的专业术语。

2）对服务对象及其家属分别选用不同的健康宣教的形式和方法。

二、案例执行方案

1）小组讨论。

2）角色扮演。

3）完成讨论报告。

三、案例实施

（一）评估

1. 服务对象

（1）服务对象的一般情况　如年龄、身体状况、意识状态、合作程度、沟通能力等。

（2）服务对象的健康问题

1）生理方面：肥胖引起的睡眠状态紊乱、呼吸功能、活动耐力欠佳等。

2）心理方面：孤独、压抑。

3) 社会方面：自尊的需要。

（3）服务对象的社会支持　长辈溺爱,缺乏相应的科学育儿知识。

2. 护士

1) 护士的着装、礼仪修养、沟通能力、专业素养等。

2) 护士的心理需求：尊重与认可。

3) 护士的社会需求：爱与归属感的满足、自我价值的实现。

3. 治疗性环境

（1）舒适　如室内温、湿度；室内光线、通风效果、美化装饰、墙壁颜色等。

（2）安全　如地面是否防滑、护士语言是否规范。

4. 护理伦理、法律或社会问题

小儿肥胖、隔代溺爱等。

（二）护理诊断

1. 服务对象

（1）营养失调,高于机体需要量　肥胖,与摄入过多高热量饮食有关。

（2）睡眠形态紊乱　与肥胖、呼吸不畅有关。

（3）有情境性自尊低下的危险　与同学的嘲讽有关。

（4）有活动无耐力的危险　与肥胖导致呼吸不畅有关。

2. 服务对象家属

（1）焦虑　与担心女儿身体及心理健康有关。

（2）知识缺乏　与缺乏儿童肥胖及控制方法知识有关。

（3）个人应对无效　与女儿教育依从性低及隔代溺爱有关。

（三）计划

1) 注重对服务对象的心理体验。

2) 护士自身沟通技巧的准备、心理状态的调试。

3) 理解和恰当地处理护理工作中涉及的社会问题。

（四）实施措施及要点

1. 布置舒适、适宜的环境

1) 安静。

2) 调节室温 18～22℃,湿度 50％～60％。

3) 光线明亮。

4) 窗帘宜选择米黄或粉红等颜色为装饰;墙壁可描绘或悬挂卡通图案;室内可设置适宜儿童游乐场地、设施及玩具。

2. 建立良好的护理人际关系

1) 良好的第一印象：①护士仪容；②护士仪表：着淡蓝或粉红的护士服；③护士仪态：行姿、站姿、坐姿、蹲姿；④护士专业仪态：站立持夹；⑤相关预防保健知识丰富，解释合理、通俗易懂；⑥护理技能操作娴熟。

2) 尊重：如迎接及称谓礼仪的展示。

3) 真诚：如真诚的目光,微笑礼仪、鞠躬礼仪及握手礼仪的展示。

4) 介绍礼仪的展示。

5) 恰当、通俗易懂的健康宣教形式及方法。

3. 进行有效的护患、护属沟通

(1) 语言沟通技巧的应用

1) 表达,包括告知、解释、建议、请求、鼓励等。

2) 批评,如及时批评、委婉批评、寓教育于批评、鼓励批评法等。

3) 劝说,如现身说法、摆事实、列数据、告知可能的好处及不良后果等。

4) 赞美。

5) 健康宣教图片等辅助资料的应用。

6) 倾听技巧,包括参与、核实及反应三阶段。

(2) 非语言沟通技巧的应用

1) 真诚的目光,注意目光停留的方式、角度、时间及部位。

2) 微笑。

3) 人际距离：一方面是空间距离的改变,包括从社交距离到熟人距离到亲密距离的改变;另一方面是界域语言的应用,包括从面对面的护患交谈姿势到肩并肩的朋友般的平行交谈位置。

4) 肢体动作,如点头、轻拍肩膀、身体略微前倾及手势语的应用。

5) 触摸。

6) 类语言和辅助语言的应用,如语气词、停顿、音质和音量等的变化。

7) 装饰性符号系统的应用,如护士服、墙壁颜色;室内装饰及室外风景等场景的应用。

(五) 评价

1) 服务对象及其家属信任度及满意度高。

2) 护士礼仪修养规范。

3) 护患、护属沟通有效。

第三节　妇幼保健中的沟通与礼仪

【案例】

孕妇刘艳,女,22岁,初中文化。妊娠20孕周,因胎动不明显,在丈夫的陪同下来到妇幼保健院门诊就医。

刘艳与丈夫来自农村,既是第一次怀孕,也是第一次来县城妇幼保健院检查,因此对妊娠建档、孕期保健、优生优育等知识完全不知,也对农村合作医疗相关医保问题一知半解。

第一幕:

刘艳在丈夫的陪同下来到妇幼保健院门诊,预检分诊处护士张红给予了热情接待。张红对刘艳进行了简单的问诊及体格检查,并帮助其挂号于产科。

第二幕:

刘艳与丈夫一起来到产科候诊区,候诊护士张霞接过门诊病历本,安排其候诊。张霞询问刘艳妊娠建档情况,当得知刘艳夫妻完全不清楚孕期相关保健知识时,她耐心、细致地为他们做了详细解释和说明;利用候诊时间,张霞还就胎教等孕期注意事项进行知识宣教。

第三幕:

医生张瑜给刘艳进行了产前检查,开出血常规、B超等检查单,刘艳的丈夫对检查目的及费用很不理解并拒绝检查。诊室护士赵丽耐心解释和劝说,终于得到刘艳夫妇的理解和同意。B超检查结束,刘艳的丈夫询问孩子的性别,遭到B超室医生李伟华的拒绝,B超室护士唐煜就国家相关政策、法规以及医院规章制度对其进行了解释和说明。

第四幕:

检查结果显示刘艳有羊水过少等情况,医生张瑜建议其住院。刘艳及其丈夫情绪非常紧张、激动,对要缴纳的医疗费用产生误解。赵丽及时给予解释和安慰,取得了刘艳夫妇的理解和配合。

第五幕:

刘艳的丈夫送赵丽土鸡蛋以表感谢。赵丽委婉拒绝,并帮助他们顺利办理了住院手续。

【任务】

1）取得服务对象及其家属的信任。

2）完成对服务对象及其家属的安慰。

3）运用迎送礼仪、介绍礼仪等迎送服务对象及家属。

4）完成对服务对象及其家属的说服及解释。

5）完成对服务对象及家属相关孕期保健知识的健康宣教。

【目的】

1）满足服务对象生理、心理、精神、文化和社会等多方面的需求。

2）满足服务对象家属生理、心理、精神、文化和社会等多方面的需求。

3）与服务对象及其家属建立良好的护理人际关系。

4）与服务对象及其家属的沟通有效。

【方法】

一、案例解析

护士在与该服务对象及其家属的沟通及礼仪的展示中应注意以下几点。

1）对来自农村文化层次较低的服务对象及家属的疑惑等进行解释时，应选择通俗易懂的用语，避免使用深奥的专业术语，必要时可结合相关健康宣教的图片、画报等。

2）面对服务对象及其家属的情绪波动，应适当选择沉默和有效的劝说方法。

二、案例执行方案

1）小组讨论。

2）角色扮演。

3）完成讨论报告。

三、案例实施

（一）评估

1. 服务对象

（1）服务对象的一般情况   年龄、病情、意识状态、合作程度、沟通能力等。

（2）服务对象的健康问题

1）生理方面：孕约 20 周，羊水过少。

2）心理方面：初为人母的喜悦和紧张；对治疗费用的担忧。

3）文化方面：学历层次较低，缺乏孕期保健知识和看病住院常识。

（3）服务对象的社会支持   对农村合作医疗保险的程序及使用不清楚，丈夫相关孕育知识的缺乏。

2. 护士

1）护士的着装、礼仪修养、沟通能力、专业素养。

2）护士的心理需求：理解与认可。

3）护士的社会需求：爱与归属感的满足、自我价值的实现。

3. 治疗性环境

(1) 舒适　如室内温、湿度;室内光线、美化装饰、窗帘的颜色等。

(2) 安全　如地面、厕所是否防滑,医务人员的语言、行为是否符合职业规范。

4. 护理伦理、法律和社会问题

(1) 伦理问题　非医学需要性别鉴定。

(2) 法律问题　患者的隐私权和知情同意权。

(3) 社会问题　农村合作医疗、优生优育、看病送礼。

(二) 护理诊断

1. 服务对象

(1) 焦虑　与羊水过少,担心胎儿安危有关。

(2) 知识缺乏　与缺乏孕期保健、农村合作医疗等知识有关。

(3) 个人应对无效　与知识缺乏、初为人母有关。

(4) 不依从行为　与不理解医嘱有关。

2. 服务对象家属

(1) 知识缺乏　与缺乏孕期保健、农村合作医疗等知识有关。

(2) 家庭应对无效　与初为父母,缺少相关孕育知识有关。

(三) 计划

1) 注重对孕妇的心理体验及服务对象家属的心理支持。

2) 护士自身沟通技巧的准备、心理状态的调试。

3) 理解和恰当地处理护理工作中涉及的伦理、法律及社会问题。

(四) 实施措施及要点

1. 布置舒适、适宜的环境

1) 安静。

2) 调节室温 18~22℃,检查时室温可调节至 22~24℃;湿度 50%~60%。

3) 光线明亮。

4) 诊室备屏风或关门窗,请无关人员离开,以保护患者的隐私。

2. 建立良好的护理人际关系

1) 良好的第一印象:①护士仪容;②护士仪表:着淡蓝或粉红的护士服;③护士仪态:行姿、站姿、坐姿、蹲姿;④护士专业仪态:站立持夹;⑤相关预防保健知识丰富,解释合理、通俗易懂;⑥护理技能操作娴熟。

2) 尊重:如迎接及称谓礼仪的展示。

3) 真诚:如真诚的目光,微笑礼仪、鞠躬礼仪及握手礼仪的展示。

4）介绍礼仪的展示。

5）恰当、通俗易懂的孕期保健知识宣教。

3. 进行有效的护患、护属及护际沟通

（1）语言沟通技巧的应用

1）表达，包括告知、解释、建议、安慰、鼓励等。

2）赞美。

3）劝说，如应用晓之以理、动之以情，告知对方可能的后果，列数据等方法。

4）拒绝，如应用直接拒绝法、含蓄拒绝法、客观理由拒绝法等。

5）倾听技巧，包括参与、核实及反应三阶段。

6）沉默。

（2）非语言沟通技巧的应用

1）真诚的目光，注意目光停留的方式、角度、时间及部位。

2）面部表情如微笑、严肃、同情等。

3）人际距离：一方面是空间距离的改变，包括从社交距离到熟人距离到亲密距离的改变；另一方面是界域语言的应用，包括从面对面的护患交谈姿势到肩并肩的朋友般的平行交谈位置。

4）肢体动作，如点头、轻拍肩膀及其他手势语的应用。

5）触摸。

6）类语言和辅助语言的应用，如语气词、停顿、音质和音量等的变化。

7）装饰性符号系统的应用，如护士服、屏风的使用。

（五）评价

1）服务对象及其家属信任度及满意度高。

2）护士礼仪修养规范。

3）护患、护属、护际沟通有效。

第四节　老年保健中的沟通与礼仪

【案例】

刘满军，男性，68岁，高中文化，来自农村。因整晚失眠1个月来社区卫生服务中心老年保健门诊就医。

刘满军3年前丧偶后随儿子在城里居住，但对城市的生活极不适应。儿子一家工作繁忙，与其沟通交流较少，加之刘满军地方方言浓厚，与周边邻里交流也甚少。他经常沉默寡言，孤单一人在家无事可做，晚上经常失眠，精神也不如以前。

第一幕:

刘满军独自一人在中心大厅转悠,心神不定,四处观望。导诊护士李辉上前热情接待。刘满军看到李辉穿着白大褂,便不停地诉说其睡眠问题。李辉微笑地倾听完后,取得他同意后帮他预约了老年保健门诊,安排候诊。

第二幕:

护士王艳搀扶刘满军进入诊室。医生经过简单的体格检查,告知其身体暂无异常,但建议他注意生活的自我调节。

第三幕:

出诊室后,刘满军一脸疑惑,对医生诊断深为不解。护士王艳针对其疑惑向他细心解释其症状、原因和解决办法。其后,王艳在刘满军的同意下电话约谈其儿子刘剑锋,建议加强对父亲的关爱,并对其进行了老年照护相关知识的健康宣教。

第四幕:

两周后,刘满军高兴地来到老年保健门诊候诊处,给护士王艳送上亲手煲的汤,表示感谢。

【任务】

1) 取得服务对象的信任。

2) 完成对服务对象的安慰、说服、解释工作。

3) 完成对服务对象及其家属的健康宣教。

4) 运用迎送礼仪、介绍礼仪等迎送服务对象。

5) 完成与服务对象家属的电话约谈。

【目的】

1) 满足服务对象生理、心理、精神、文化和社会等多方面的需求。

2) 满足服务对象家属生理、心理、精神、文化和社会等多方面的需求。

3) 与服务对象及其家属建立良好的护理人际关系。

4) 与服务对象及其家属的沟通有效。

【方法】

一、案例解析

护士在与该服务对象及其家属的沟通及礼仪的展示中应注意以下几点。

1) 面对老年服务对象等特殊人群的倾诉和不解时,应耐心认真地倾听,解决其疑惑时应选择合适的健康宣教的方法和形式,如图片、画报等通俗易懂的资料。

2) 做好老年照护相关健康宣教知识的储备。

二、案例执行方案

1) 小组讨论。

2）角色扮演。

3）完成讨论报告。

三、案例实施

（一）评估

1. 服务对象

（1）服务对象的一般情况　年龄、病情、意识状态、合作程度、沟通能力等。

（2）服务对象的健康问题

1）生理方面：年龄较大、睡眠不佳。

2）心理方面：孤独、焦虑。

3）社会方面：爱与归属的需要。

（3）服务对象的社会支持　丧偶；不适应城市生活；缺少晚辈的照顾。

2. 护士

1）护士的着装、礼仪修养、沟通能力、专业素养。

2）护士的心理需求：理解与认可。

3）护士的社会需求：爱与归属感的满足、自我价值的实现。

3. 治疗性环境

（1）舒适　如室内温、湿度；室内光线、美化装饰、窗帘的颜色等。

（2）安全　如地面、厕所是否防滑，医务人员的语言、行为是否符合职业规范。

4. 护理伦理、法律或社会问题

社会问题：空巢老人的家庭照护。

（二）护理诊断

（1）孤独　与缺少家人的关爱和沟通有关。

（2）睡眠形态紊乱　与缺少活动、生物钟紊乱有关。

（3）知识缺乏　与缺乏老年睡眠与活动等知识有关。

（4）个人应对无效　与心理调适无效有关。

（三）计划

1）注重对患者的心理体验。

2）护士自身沟通技巧的准备、心理状态的调试。

3）理解和恰当地处理护理工作中涉及的社会问题。

（四）实施措施及要点

1. 布置舒适、适宜的环境

1）安静。

2）调节室温 18～22℃，湿度 50％～60％。

3）光线明亮。

4）诊室备屏风或关门窗，请无关人员离开，以保护患者的隐私。

2. 建立良好的护理人际关系

1）良好的第一印象：①护士仪容；②护士仪表：着淡蓝或粉红的护士服；③护士仪态：行姿、站姿、坐姿、蹲姿；④护士专业仪态：站立持夹、推车、端盘；⑤相关预防保健知识丰富，解释合理、通俗易懂；⑥护理技能操作娴熟。

2）尊重：如迎接及称谓礼仪的展示。

3）真诚：如真诚的目光，微笑礼仪、鞠躬礼仪、握手礼仪及搀扶礼仪的展示。

4）介绍礼仪的展示。

5）恰当、通俗易懂的健康宣教。

3. 进行有效的护患、护属沟通

（1）语言沟通技巧的应用

1）表达，包括告知、解释、建议、鼓励等。

2）赞美。

3）劝说，注意选择适宜的时机。

4）倾听技巧，包括参与、核实及反应三阶段。

5）沉默。

6）电话交谈。

7）批评，如寓教育于批评法等。

8）图片、画报等健康资料的选择。

（2）非语言沟通技巧的应用

1）真诚的目光，注意目光停留的方法、角度、时间及部位。

2）微笑。

3）人际距离：一方面是空间距离的改变，包括从社交距离到熟人距离到亲密距离的改变；另一方面是界域语言的应用，包括从面对面的护患交谈姿势到肩并肩的朋友般的平行交谈位置。

4）装饰性符号系统的应用，如护士服颜色、诊室窗帘颜色等。

5）肢体动作，如点头、轻拍肩膀、身体略微前倾及其他手势语的应用。

6）触摸。

7）类语言和辅助语言的应用，如语气词、停顿、音质和音量等的变化。

（五）评价

1）服务对象及其家属信任度及满意度高。

2）护士礼仪修养规范。

3）护患、护属沟通有效。

第七章 精神心理护理中的沟通与礼仪

精神心理疾病是指在各种生物学、心理学以及社会环境影响下,大脑功能失调,导致认知、情感、意志和行为等精神活动出现不同程度障碍的临床表现的一组疾病。

精神心理障碍的患者在精神症状支配下常常生活不能自理,严重影响自身及其家属的生活质量,并带来严重的社会和经济负担。作为一名精神心理疾病照顾者的护士,应通过其良好的职业形象的展示,促进和谐、信任的护患、护属关系的建立,并运用护理程序正确有效地与患者及家属进行沟通,探索和理解每个精神障碍患者的内心病态体验和正常心理需求,找出正确的护理方法,实施有效的护理措施,完成相应的护理任务,帮助患者认识疾病,对待疾病,恢复并维持身心健康,保障患者自身及社会安全,最终使其达到心理和社会功能的全面恢复。本章就不同年龄层次的精神心理疾病患者的护理活动中的沟通与礼仪问题进行阐述。

第一节 儿童青少年精神心理护理中的沟通与礼仪

【案例】

患儿晓宇,女,12岁,初一学生。因儿童品行障碍入院治疗。

患儿因父母离异,自小被送至乡下的爷爷奶奶家,在乡下完成了6年的小学教育。升入初一后被以卖菜营生的父亲接回城里。但因为鲜少交流,缺乏家庭关爱,孩子性格内向、孤僻,与同学关系紧张,经常因逃学、打架等事情喊家长至学校处理。父亲对待此类事件通常以暴制暴,拳打脚踢。

第一幕:

早晨7点,晓宇起床洗漱。她舀了一满盆洗脸水,然后很夸张地往脸上泼水,由于动作幅度大,衣服、头发很快被弄湿。晓宇的父亲赶过来制止。晓宇不听,更夸张地往自己身上泼水。晓宇的父亲无法容忍,他强忍着脾气劝说晓宇停止,但晓宇旁若无人的样子,继续大动作地泼水。忽然,晓宇父亲啪地一巴掌甩过去打在晓宇脸上,晓宇哇地一声坐在地上哭闹、翻滚。夜班护士张丽闻声跑过来制止了晓宇父亲的粗鲁行为。张丽搀扶起晓宇,帮晓宇抚平衣服,整理好头发,鼓励晓宇重新洗脸。

第二幕:

张丽把晓宇的父亲请到走廊,批评了他的粗暴行为。并告知晓宇父亲导致儿童品行障碍发生的影响因素主要是家庭和社会。简单粗暴的家庭教育方式、过重的学习压力或者成长要求等都可能导致孩子的这种故意捣乱行为。因此,张丽建议对晓宇的帮助要以鼓励和表扬为主,切忌粗暴。晓宇的父亲诚恳地接受了张丽的批评和建议。

第三幕:

本在认真洗脸的晓宇看到父亲从外面进来,又开始故意往自己脸上、头上甚至衣服上泼水。晓宇父亲看到女儿的挑衅正准备发作,突然忆起张丽的建议而改变了做法。他满脸笑容,主动提出帮助女儿完成洗漱。同时,他就晓宇今天的进步提出了表扬,并承诺奖励晓宇一个小玩具。晓宇被父亲一反常态的做法所怔住,开始乖乖地在爸爸的帮助下洗脸。护士张丽看到晓宇和其父亲的相处,非常开心地笑了。

第四幕:

清晨8点,夜班护士张丽与责任护士王庆庆进行床旁交接班。张丽将早晨发生的事情告知了王庆庆。

第五幕:

责任护士王庆庆与晓宇进行深入交谈。她首先对晓宇的进步给予了鼓励和表扬;同时,她认真地指出了晓宇目前与父亲在人际交往中存在的问题,耐心询问了晓宇对自己的行为的认知;最后王庆庆鼓励晓宇不要气馁,指出只要认真配合治疗,晓宇就完全可以痊愈出院。王庆庆还跟晓宇一起制定了一天的生活安排表,并为晓宇示范正确的洗漱动作,布置了作业,承诺只要晓宇表现好,就可得到更多的奖励。

【任务】

1) 维护患儿的自尊和安全,取得患儿及其家属的信任。

2) 完成对患儿及其家属的安抚和劝慰。

3) 完成与患儿的交谈及健康宣教。

4) 完成对患儿家属的心理支持。

5) 完成对患儿家属有关儿童品行障碍的健康宣教及该病家庭照护的宣教。

【目的】

1) 满足患儿生理、心理、精神、文化和社会等多方面的需求。

2) 满足患儿家属生理、心理、精神、文化和社会等多方面的需求。

3) 与患儿及其家属建立良好的护理人际关系。

4) 与患儿及其家属的沟通有效。

5) 理解未成年儿童的身心需求。

【方法】

一、案例解析

护士在与该患儿及其家属的沟通及礼仪的展示中应注意以下几点。

1）在与患儿家属的沟通过程中,注意其文化层次对事物态度的影响,尽量使用通俗易懂的语言与其沟通,并掌握对其批评的措辞。

2）在沟通过程中注意患儿的年龄对语言理解的影响;根据此年龄阶段孩子的心理特点,选择合适的说服、赞美的措辞和言语以及非语言的沟通技巧。

二、案例执行方案

1）小组讨论。

2）角色扮演。

3）完成讨论报告。

三、案例实施

（一）评估

1．患儿

（1）患儿的一般情况　如年龄、病情、意识状态、自理能力、沟通能力等。

（2）患儿的健康问题

1）心理方面:孤独、叛逆。

2）精神方面:自闭。

3）社会方面:缺乏爱与归属感。

（3）患儿的社会支持　患儿家属的文化程度较低,缺乏儿童教育的方法和应对能力。

2．护士

1）护士的着装、礼仪修养、沟通能力。

2）护士的心理需求:尊重与认可。

3）护士的社会需求:爱与归属感的满足、自我价值的实现。

3．治疗性环境

（1）舒适　如室内温、湿度;室内光线、美化装饰、窗帘的颜色等。

（2）安全　如地面是否防滑;是否有家庭暴力的存在;医务人员的语言是否规范。

4．护理伦理、法律或社会问题

留守儿童的心理健康问题;家长粗暴、简单的家庭教育。

（二）护理诊断

1．患者

（1）不依从行为　与青春期叛逆,长期处于粗暴家教中有关。

（2）个人应对无效　与无法接受父母粗暴家教有关。

（3）有摔倒的危险　与玩水致地面过湿有关。

2. 患者家属

（1）父母不称职　与粗暴家教有关。

（2）无效性家庭应对　与缺乏儿童强迫症家庭照护的相关信息和知识有关。

（3）知识缺乏　与缺乏儿童教育的方法有关。

（三）计划

1）注重对患儿的心理体验及对其家属的相关心理支持。

2）护士自身沟通技巧的准备、心理状态的调试。

3）理解和恰当地处理护理工作中遇到的社会问题。

（四）实施措施及要点

1. 布置舒适、适宜的环境

1）安静。

2）调节病室室温 18～22℃，湿度 50％～60％。

3）光线明亮。

4）选择果绿、粉蓝等鲜艳颜色或印有卡通图案的窗帘。

5）根据患儿喜好摆放布艺玩具等装饰。

2. 建立良好的护理人际关系

1）良好的第一印象：①护士仪容；②护士仪表：着粉红或其他颜色较为鲜艳的护士服；③护士仪态：行姿、站姿、坐姿、蹲姿；④护士专业仪态：站立持夹、推车、端盘；⑤相关医学知识丰富，解释科学、合理、通俗易懂；⑥护理技能操作娴熟。

2）敲门入室及称谓礼仪的展示。

3）真诚的目光，微笑礼仪、鞠躬礼仪及握手礼仪的展示。

4）介绍礼仪的展示。

5）恰当、通俗易懂的健康宣教。

6）移情。

3. 进行有效的护患、护属及护际沟通

（1）语言沟通技巧的应用

1）表达，包括解释、建议、鼓励、交谈等。

2）批评，包括先肯定后转折批评法、暗示法、鼓励批评法等。

3）说服，包括引发他人需要、事实例证等。

4）赞美。

5）开放式或闭合式提问。

6）倾听技巧，包括参与、核实及反应三阶段。

（2）非语言沟通技巧的应用

1）真诚的目光，强调目光停留的方式、角度、时间及部位。

2）面部表情，如微笑、严肃等。

3）人际距离：一方面是空间距离的改变，包括从社交距离到熟人距离到亲密距离的改变；另一方面是界域语言的应用，包括从面对面的护患交谈姿势到肩并肩的朋友般的平行交谈位置。

4）肢体动作，包括点头及手势语的应用。

5）触摸。

6）类语言和辅助语言的应用，如语气词、停顿、音质和音量等的变化。

7）装饰性符号系统的应用，如护士服颜色、窗帘颜色、布艺玩具等的应用。

（五）评价

1）患儿及患儿家属信任度及满意度高。

2）护士礼仪修养规范。

3）护患、护属、护际沟通有效。

第二节　青壮年精神心理卫生护理中的沟通与礼仪

【案例】

患者张大力，男性，28 岁，初中文化。因精神分裂症入院治疗。

患者初中毕业后在某超市担任保安。3 年前结识女友钱思思后，两人由相识、相知到相恋，彼此情投意合。由于家境不富裕，尽管张大力这几年拼命打工赚钱，但他的收入远远赶不上通货膨胀的速度，所以，距离他们成家的希望还是遥遥无期，因此女友的父母决意中断两人的恋爱关系。正是因为遭受这突如其来的打击，张大力突然发病。

第一幕：

清晨 4 点。护士站的服务铃仓促响起，打破了病房的宁静。夜班护士周芳急忙赶到 25 床张大力的床前询问情况。张大力却表示没事，叫铃的原因只是他想观察有无护士值班，他担忧因为入睡而出现无人管他的情况。周芳关掉床旁呼叫铃，微笑地看着张大力，委婉提醒夜间的铃声容易惊醒其他病友，希望他多为他人着想。张大力却提出希望周芳陪护在旁的要求。周芳帮张大力盖好了下滑的被子，调整了合适的灯光，并向其说明了自己的工作性质和工作内容，委婉地拒绝了张大力的要求，但她承诺会随时巡视病房，在张大力需要时帮助他解决问题。

第二幕：

"救命啊，有人要杀我啊！"张大力拼命地闹腾着。责任护士马可应声而到，看到张大力满头大汗,把床摇得哗啦呼啦响。马可果断地制止了张大力的夸张动作,拿纱布帮他拭去头上的汗水。她面带微笑但肯定地告诉张大力医院的安全性,并帮助张大力分析家人、朋友以及医务人员对他的关心程度。面对马可的解释,张大力始终怀疑。但马可目光坚定,满面微笑,向张大力伸出了手,希望得到张大力的信任。张大力迟疑了一下,终于握住了马可的手。

第三幕:

半小时后,25床的床旁呼叫灯又亮了。马可赶过去,发现张大力一脸的泪水。原来张大力的女朋友刚来看望过他,再次提出了分手的要求。马可默默地听着张大力的哭诉,不时地递上纸巾。

第四幕:

责任护士马可约见张大力的女友钱思思。她默默地听着这个诚实的女孩讲述着他们的爱情故事。钱思思哽咽地表示自己也希望继续坚持下去,可大力没钱,现在又得了这种病,爸妈坚决反对,因此自己也在这样的抉择中非常痛苦。看着这个痛苦和纠结的女孩,马可紧紧地握着钱思思的手,给予无声的支持。同时,她给这个需要帮助的女孩子分析了张大力的病情、治疗方案及预后,并建议钱思思在近段时间减少对张大力的刺激行为,尽量给予其支持和帮助。

第五幕:

责任护士马可约见钱思思的父母。她为两位老人端上茶水,坐在二老的对面,微笑地看着这两位局促的老人。她耐心地给两位老人解释了张大力这种精神分裂症的诱因、治疗方案以及预后,并就两位老人对女儿的关心和爱护给予了高度肯定;同时,她还就家长对儿女婚恋问题的态度提出了合理化建议。得到二老的赞成和承诺,马可由衷地感谢两位老人的理解、配合和支持,对他们深深鞠躬,并赞美他们的菩萨心肠。

第六幕:

马可送钱思思的父母坐电梯下楼。

【任务】

1) 维护患者的自尊和安全,取得患者及患者陪护者的信任。

2) 完成对患者及其陪护者的安抚和劝慰。

3) 完成与患者的交谈及健康宣教。

4) 完成对患者女友的心理支持。

5) 完成对患者女友、患者女友的父母有关精神分裂症的健康宣教及该病家庭照护的宣教。

【目的】

1) 满足患者生理、心理、精神、文化和社会等多方面的需求。

2) 满足患者家属生理、心理、精神、文化和社会等多方面的需求。

3) 与患者及其家属建立良好的护理人际关系。

4) 与患者、患者家属的沟通有效。

5) 理解弱势群体的恋爱婚姻观。

【方法】

一、案例解析

护士在与该患者及其相关人员的沟通及礼仪展示中应注意以下几点。

1) 在与患者的沟通过程中,注意倾听技巧的使用和肢体动作的运用。

2) 在患者情绪稳定时,帮助其了解自身疾病,提高对自身疾病的认知,但要注意语言使用的明确性和特定性以及护患语言沟通的原则、护理用语的要求。

3) 注意向患者以外的第三方介绍患者精神疾病时语言的规范性和保密性。

二、案例执行方案

1) 小组讨论。

2) 角色扮演。

3) 完成讨论报告。

三、案例实施

(一) 评估

1. 患者

(1) 患者的一般情况　如年龄、病情、意识状态、自理能力、沟通能力等。

(2) 患者的健康问题

1) 心理方面:孤独、失落、焦虑、自卑。

2) 精神方面:幻听、幻想。

3) 文化方面:知识文化素质偏低。

4) 社会方面:缺乏爱与归属感。

(3) 患者的社会支持　女友父母反对婚恋,女友被迫提出分手。

2. 护士

1) 护士的着装、礼仪修养、沟通能力。

2) 护士的心理需求:尊重与认可。

3) 护士的社会需求:爱与归属感的满足、自我价值的实现。

3. 治疗性环境

(1) 舒适　如室内温、湿度;室内光线、美化装饰、窗帘的颜色等。

(2) 安全　如窗户有无护栏;室内是否存放锐利器械等不安全因素;医务人员的语言是否规范。

4．护理伦理、法律或社会问题

（1）伦理问题　精神病患者的疾病诊断告知。

（2）法律问题　精神病患者的婚恋。

（3）社会问题　家长对后代爱情、婚姻的干涉。

（二）护理诊断

1．患者

（1）预感性悲哀　害怕、哭诉、幻想，与预感即将失去女友有关。

（2）无能为力感　与不被支持的婚恋有关。

（3）有暴力行为（自伤、自杀或他伤）的危险　与婚恋绝望有关。

2．患者女友

（1）抉择冲突　与内心渴望、父母反对的婚恋观有关。

（2）个人应对无效　与不被支持的婚恋有关。

（三）计划

1）注重对患者的心理体验。

2）护士自身沟通技巧的准备、心理状态的调试。

3）理解和恰当地处理护理工作中涉及的社会问题。

（四）实施措施及要点

1．布置舒适、适宜的环境

1）调节病室室温 18～22℃，湿度 50％～60％。

2）保持环境幽静，调节较暗的光线，提供适宜的睡眠环境。

3）选择淡黄色或果绿色为主体的窗帘。

4）根据患者喜好选择室内绿色植物或花卉等装饰。

2．建立良好的护理人际关系

1）良好的第一印象：①护士仪容；②护士仪表：着普通护士服；③护士仪态：行姿、站姿、坐姿；④护士专业仪态：站立、行走时持夹；⑤相关医学知识丰富，解释科学、合理、通俗易懂；⑥护理技能操作娴熟。

2）敲门入室及称谓礼仪的展示。

3）真诚的目光，微笑礼仪、鞠躬礼仪或握手礼仪的展示。

4）介绍礼仪的展示。

5）恰当的健康宣教形式和方法。

6）电话礼仪、迎送礼仪、电梯礼仪的展示。

7）礼貌预约与患者陪探视者的交谈时间。

3. 进行有效的护患、护属及护际沟通

（1）语言沟通技巧的应用

1）表达，包括告知、解释、建议、请求、鼓励、交谈等。

2）拒绝，包括含蓄拒绝法、客观理由拒绝法、转换拒绝法等。

3）批评，包括暗示批评、认同法批评等。

4）说服（注重语言的保密性）。

5）赞美，如情真意切的措辞。

6）开放式提问。

7）倾听技巧，包括参与、核实及反应三阶段。

（2）非语言沟通技巧的应用

1）真诚的目光，强调目光停留的方式、角度、时间及部位。

2）面部表情，如微笑、同情等。

3）人际距离：一方面是空间距离的改变，包括与患者家属从熟人距离到亲密距离的改变；另一方面是界域语言的应用，包括从面对面的与患者家属交谈姿势到肩并肩的朋友般的平行交谈位置。

4）肢体动作，包括点头及手势语的应用。

5）类语言和辅助语言的应用，如语气词、停顿、音质和音量等的变化。

（五）评价

1）患者及患者家属信任度及满意度高。

2）护士礼仪修养规范。

3）护患、护属、护际沟通有效。

第三节　老年精神心理卫生护理中的沟通与礼仪

【案例】

患者张环球，男性，82岁，小学文化。因老年抑郁症入院治疗。

患者系抗美援朝老兵，离休干部，与老伴相依为命。两个孩子留学后都留在国外生活，每年最多回家一趟，有时候几年都见不到。两年前应孩子们的热忱邀请去国外居住过一段时间。但由于孩子们工作忙，孙子们又要读书，家里冷冷清清的，走出家门跟别人又语言不通，无法交流。1年前发现老人不爱说话，对什么事都不感兴趣，有时候还一个人坐在那里掉眼泪。医生建议回国治疗。

第一幕：

病房，张老整夜未眠。早晨5点开始站在窗边一动不动已经一个半小时了。老伴李奶奶很担心,走上前牵拉张老的手,让他回床再睡一会儿,可张老好像完全没听见,仍然没有反应。李奶奶按铃,夜班护士赵小雨赶过来。听说基本情况后,小雨先搀扶李奶奶在床上躺下来,安慰她不用着急。然后又走到张老的身边,默默地陪伴他眺望窗外。小雨指着窗外渐渐升起的太阳和窗外的鸟语花香,建议张老出去转转。

第二幕:

张老在小雨的半劝半拉下终于来到花园。小雨搀扶着张老在花园里慢慢地走了一圈,然后将张老安置在花园的休息椅上。她微笑地看着张老,征求其意见看能否聊聊,张老同意了。

第三幕:

小雨一开始半蹲在张老的对面,张老发现后请小雨坐在自己身边。小雨谢过张老后,坐了下来。张老是个抗美援朝老兵,对于那段难忘的历史一说起来就喋喋不休。小雨一直认真地倾听着,不时朝张老笑笑,并点点头。当听到张老说起一些特别惊险的故事情节时,小雨忍不住惊呼起来,她被英雄的故事感染着,并融入其中。张老也许很久没有这么淋漓尽致地倾诉了,声音渐渐激昂起来,脸上露出了久违的笑容。

第四幕:

责任护士吴迪与夜班护士小雨床旁交接班。吴迪跟张老打招呼,张老不回应。吴迪屈身迎上前,弯下腰凑到张老的身前轻轻地说了一句话。果然,张老眼睛为之一亮,满怀期待地看着吴迪。吴迪冲着张老点点头,并伸出小指与张老拉钩。张老迟疑了一会儿,很快钩住了小雨的手指,两人很快像一对快活的小朋友一般交谈甚欢。

第五幕:

责任护士吴迪与张老的老伴李奶奶交流。吴迪看到俩老年纪这么大,身体又不太好,问李奶奶为什么孩子们不来照顾。李奶奶给吴迪讲述了张老的情况。听完李奶奶的讲述后,吴迪对张老的治疗有了更好地想法,她建议请张老的孩子、孙子以及战友、故交来探望张老。吴迪搂着李奶奶,劝她安心将李老的治疗和康复交给医院人员,并建议李奶奶保重自己的身体。

【任务】

1)维护患者的自尊和安全,取得患者及患者家属的信任。

2)完成对患者及其家属的安抚和劝慰。

3)完成床旁交接班。

4)完成与患者的交谈及健康宣教。

5)完成对患者家属有关老年抑郁症的家庭照护的宣教。

【目的】

1)满足患者生理、心理、精神、文化和社会等多方面的需求。

2)满足患者家属生理、心理、精神、文化和社会等多方面的需求。

3）与患者及其家属建立良好的护理人际关系。

4）与患者、患者家属的沟通有效。

【方法】

一、案例解析

护士在与该患者及其家属的沟通及礼仪的展示中应注意以下几点。

1）理解空巢老人的身心需求，积极参与老年护理，促进"老有所依、老有所养、老有所乐、老有所为"的实施。

2）在与患者的沟通过程中，注意装饰性符号系统的使用、目光的交流和人际距离的改变。

3）向高龄、文化层次较低的特殊患者进行健康宣教时，宜选用通俗易懂的图片、画报、视频等方法和形式。

二、案例执行方案

1）小组讨论。

2）角色扮演。

3）完成讨论报告。

三、案例实施

（一）评估

1. 患者

（1）患者的一般情况　如年龄、病情、意识状态、自理能力、沟通能力等。

（2）患者的健康问题

1）生理方面：高龄、久立、失眠可能引起的血压升高等。

2）心理方面：孤独、失落。

3）精神方面：自闭。

4）文化方面：文化层次较低，抗美援朝英雄的传奇。

5）社会方面：缺乏爱与归属感、缺少自我价值实现的途径。

（3）患者的社会支持　缺乏儿孙及社会的支持；同时患者家属存在高龄、长期身心疲乏、心脏病可能引起的血压升高等生理问题；焦虑、孤独、恐惧等心理问题以及文化程度较低等。

2. 护士

1）护士的着装、礼仪修养、沟通能力。

2）护士的心理需求：尊重与认可。

3) 护士的社会需求：爱与归属感的满足、自我价值的实现。

3. 治疗性环境

（1）舒适　如天气情况；室内温、湿度；室内光线、美化装饰物、窗帘的颜色等。

（2）安全　如室内地面是否防滑；是否安有床栏、扶手等辅助设施；医务人员的语言是否规范。

4. 护理伦理、法律及社会问题

空巢老人的照护。

（二）护理诊断

1. 患者

（1）社交孤立　与儿孙不在身边，战友及故交多年未联系有关。

（2）睡眠形态紊乱　与高龄、身体健康状况、陌生环境的不适应及心事有关。

（3）有摔倒的危险　与高龄、身体状况、失眠有关。

（4）个人应对无效　失落，与无法适应当前社会角色有关。

2. 患者家属

（1）焦虑　与担心老伴现状及身体健康状况有关。

（2）恐惧　与担心失去老伴有关。

（3）知识缺乏　与缺乏老年抑郁症及其家庭照护的相关信息与知识有关。

（4）家庭执行治疗方案无效　与独立照护老伴的健康状况有关。

（5）有摔倒的危险　与高龄、身体状况、失眠有关。

（三）计划

1) 注重对患者的心理体验和对其家属的心理支持。

2) 护士自身沟通技巧的准备、心理状态的调试。

3) 理解和恰当地处理护理工作中涉及的社会问题。

（四）实施措施及要点

1. 布置舒适、适宜的环境

1) 安静。

2) 调节室温 18～22℃，湿度 50%～60%。

3) 光线明亮，夜间宜留取温馨的地灯等。

4) 选择金黄色为主体的窗帘。

5) 根据患者喜好及身体状况选择室内绿色植物或花卉等装饰。

2. 建立良好的护理人际关系

1) 良好的第一印象：①护士仪容；②护士仪表：着果绿或粉红的护士服；③护士仪

态：行姿、站姿、坐姿、蹲姿；④护士专业仪态：站立、行走时持夹；⑤相关医学知识丰富，解释科学、合理、通俗易懂；⑥护理技能操作娴熟。

2）敲门入室及称谓礼仪的展示。

3）真诚的目光，微笑礼仪、鞠躬礼仪及握手礼仪的展示。

4）介绍礼仪的展示。

5）恰当、通俗易懂的入院介绍及健康宣教。

6）移情。

3. 进行有效的护患、护属及护际沟通

(1) 语言沟通技巧的应用

1）表达，包括告知、解释、建议、请求、交谈、电话交谈等。

2）赞美。

3）说服，包括事实例证、数字引证等方法。

4）批评，包括称赞过渡到批评法、认同法等。

5）倾听技巧，包括参与、核实及反应三阶段。

6）开放式提问。

7）图片、画报、视频等通俗易懂的健康资料的应用。

(2) 非语言沟通技巧的应用

1）真诚的目光，强调目光停留的方式、角度、时间及部位。

2）微笑。

3）人际距离：一方面是空间距离的改变，包括从社交距离到熟人距离到亲密距离的改变；另一方面是界域语言的应用，包括从面对面的护患交谈姿势到肩并肩的朋友般的平行交谈位置。

4）肢体动作，包括点头、搀扶及其他手势语的应用。

5）触摸。

6）类语言和辅助语言的应用，如语气词、停顿、音质和音量等的变化。

7）装饰性符号系统的应用，如护士服、窗帘的颜色，室内绿色植物及室外太阳等场景的应用。

(五) 评价

1）患者及患者家属信任度及满意度高。

2）护士礼仪修养规范。

3）护患、护属、护际沟通有效。

第八章　临终关怀中的沟通与礼仪

临终关怀是向临终患者及其家属提供包括生理、心理、精神、文化、社会等全面的医疗与护理照顾。临终患者的心理反应主要包括否认期、愤怒期、协议期、忧郁期、接受期5期,由于患者的心理反应直接影响对护理工作的配合程度,护理人员应根据临终患者不同时期的心态,采取不同的沟通和交流方式,为患者解决问题。本章主要阐述沟通技巧和护理礼仪技巧在临终关怀中的应用。

第一节　否认期的沟通与礼仪

【案例】

患者白瑞,男性,30岁,大学本科,是一家大公司的行政经理。

白瑞与女友李芳原计划月底结婚,因此近段时间他们都是白天忙事业,晚上忙婚礼筹备。半个月前,白瑞咳嗽,胸痛,疑因劳累过度而诱发感冒,输液治疗未见好转。昨日上午11时,白瑞晕倒在办公室,被同事送至医院就医。经过一系列详细的检查,被确诊患有 M_4 型白血病。

第一幕:

入院第三天,医生张立军、护士吴雪查房。白瑞拖住医生不放,手持化验单祈求医生分析病情。当白瑞得知自己所患是 M_4 型白血病时,极力否认,不愿接受事实。医生张立军同情地看着白瑞,无言以对。护士吴雪看到白瑞颤抖的手和急促的呼吸,上前安慰。她给白瑞分析了 M_4 型白血病的病因、诊断、临床表现、治疗方案和预后等情况,并向他介绍了很多医学奇迹,鼓励他以积极的心态战胜病魔。

第二幕:

白瑞正在进行化疗,朋友来探病。聊天的过程中,朋友建议其去另一家医院复查,并以自己亲戚曾被误诊为白血病一事劝慰白瑞。白瑞受到鼓舞,立即按响床旁呼叫铃,叫来医生和护士,强烈要求终止治疗,即刻出院。护士吴雪理解白瑞的情绪变化,没有与白瑞争执或辩解,而是静待其情绪的宣泄,她帮白瑞盖好棉被,承诺一定与医生一起再次复查他的检验结果,并建议他先进行今天的治疗。白瑞经劝说后同意了吴雪的方案。

第三幕:

吴雪将白瑞的女友李芳请至护士办公室,把白瑞的实验室检查结果及已出现的某些临床症状给她进行详细的说明，并建议李芳劝说白瑞相信医学、相信医院。

第四幕：

婚期临近，白瑞的疾病仍然没有明显的好转。在约定结婚日的前一天，白瑞的女友下定决心，第二天按原计划与白瑞举行婚礼。白瑞担心耽误女友的幸福而断然拒绝，两人发生争执，白瑞大发脾气，女友李芳默默哭泣。护士吴雪闻讯过来制止了争吵，她批评了白瑞女友的急躁、白瑞的自私，表扬了白瑞女友坚守爱情的伟大，并鼓励白瑞配合治疗，为爱创造奇迹。

第五幕：

在吴雪的几番劝说下，白瑞答应了和女友举行医院婚礼。全科室的医护人员和白瑞、李芳的同事、朋友给了他们最美好的祝福。

【任务】

1）取得患者及其陪护者的信任。

2）完成对患者及其陪护者的安抚、劝慰和鼓舞。

3）完成与患者的交谈及健康宣教。

4）完成对患者陪护者有关白血病的健康宣教及该病照护的宣教。

【目的】

1）满足患者生理、心理、精神、文化和社会等多方面的需求。

2）满足患者家属生理、心理、精神、文化和社会等多方面的需求。

3）与患者及其家属建立良好的护理人际关系。

4）与患者、患者家属的沟通有效。

5）理解绝症患者对爱情和婚姻的选择。

【方法】

一、案例解析

护士在与否认期患者及家属的沟通及礼仪的展示中应注意以下几点。

1）护理人员应以真诚的态度与患者沟通，既不要揭穿患者的防卫机制，也不要对患者撒谎，应耐心地回答患者对病情的询问，且注意与其他医护人员及家属言语的一致性，语言使用的规范性和保密性。

2）注意非语言交流，如延长陪伴时间、耐心地倾听患者的倾诉、恰当的抚触等，让患者感到没有被遗弃，随时都有医务人员的关怀和照顾，以维持临终患者适度的希望，缓解其心灵的创伤。同时，要了解患者对自己病情的认知程度，密切守护，防止自杀等不幸事件的发生。

3）在与患者沟通的过程中，护理人员要注意自己的言行，可主动地表示愿意和患者一起讨论死亡问题，在交谈中因势利导，循循善诱，使患者逐步面对现实。

二、案例执行方案

1）小组讨论。

2）角色扮演。

3）完成讨论报告。

三、案例实施

（一）评估

1. 患者

（1）患者的一般情况　如年龄、病情、意识状态、自理能力、沟通能力等。

（2）患者的健康问题

1）生理方面：发热、出血、贫血。

2）心理方面：焦虑、恐惧。

3）社会方面：爱与归属和自我实现受阻。

（3）患者的社会支持　患者女友年轻，未面对过死亡，无照护绝症患者的经历，有焦虑、恐惧心理。

2. 护士

1）护士的着装、礼仪修养。

2）护士的心理需求：尊重与认可。

3）护士的社会需求：爱与归属感的满足、自我价值的实现。

3. 治疗性环境

（1）舒适　如天气情况，室内温、湿度；室内光线、美化装饰、窗帘的颜色。

（2）安全　如有无利器等危害物的存在；窗户有无护栏；有无陪护者；人际关系状况；医务人员语言是否规范。

4. 护理伦理、法律或社会问题

（1）伦理问题　绝症患者的爱情与婚姻。

（2）社会问题　个人面对死亡的态度。

（二）护理诊断

1. 患者

（1）预感性悲哀　与白血病治疗效果不佳有关。

（2）疼痛　与白血病细胞浸润骨骼和四肢肌肉、关节有关。

（3）知识缺乏　缺乏白血病治疗，预防感染、出血等知识。

（4）有无能为力感的危险　与白血病治疗效果不佳有关。

（5）不依从行为　与对疾病的否认和对医院的不信任有关。

2. 患者家属

（1）焦虑　与担心男友现状及身体健康状况有关。

（2）恐惧　与担心失去男友有关。

（3）知识缺乏　缺乏白血病患者照料的相关信息与知识。

（三）计划

1）注重对患者的心理体验及对其陪护者的相关心理支持。

2）护士自身沟通技巧的准备、心理状态的调试。

3）理解和恰当地处理护理工作中遇到的社会问题。

（四）实施措施及要点

1. 布置舒适、适宜的环境

1）安静。

2）调节室温 18～22℃,湿度 50%～60%。

3）光线明亮,病房周围无易导致人体损伤或自残的锐器。

4）选择绿色、金黄等充满希望的色系为主体的窗帘。

5）根据患者或患者家属喜好选择室内绿色植物或花卉等装饰。

2. 建立良好的护理人际关系

1）良好的第一印象建立：①护士仪容(淡妆上岗)；②护士仪表：着浅绿或粉色的护士服；③护士仪态：行姿、站姿、坐姿、持病历夹行走和站立；④相关医学知识丰富,解释科学、合理、通俗易懂；⑤护理技能操作娴熟。

2）敲门入室及称谓礼仪的展示,显示尊重。

3）真诚的目光,微笑礼仪、鞠躬礼仪的展示。

4）介绍礼仪的展示。

5）恰当、及时的健康宣教。

6）移情。

3. 进行有效的护患、护群及护际沟通

（1）语言沟通技巧的应用

1）表达,包括告知、解释、安慰、建议、交谈、鼓励等。

2）劝说。

3）批评,如及时批评,在双方情绪冷静时批评,从赞美过渡到批评法等。

4）拒绝,如不同意见的表达,先肯定后转折,客观理由拒绝法,转换拒绝法等。

5）赞美。

6）倾听技巧,包括参与、核实及反应三阶段。

（2）非语言沟通技巧的应用

1）真诚的目光,强调目光停留的方式、角度、时间及部位。

2）面部表情,如微笑、严肃、同情等。

3）人际距离:一方面是空间距离的改变,包括从社交距离到熟人距离到亲密距离的改变;另一方面是界域语言的应用,包括从面对面的护患交谈姿势到肩并肩的朋友般的平行交谈位置。

4）肢体动作,包括点头、搀扶及其他手势语的应用。

5）触摸。

6）类语言和辅助语言的应用,如语气词、停顿、音质和音量等的变化。

7）装饰性符号系统的应用,如护士服、窗帘的颜色;室内绿色植物等场景的应用。

（五）评价

1）患者及其陪护者信任度及满意度高。

2）护士礼仪修养符合职业要求。

3）护患、护属、护际沟通有效。

第二节 愤怒期的沟通与礼仪

【案例】

患者李民,男性,56 岁,小学文化。因自感上腹部疼痛,身体日渐消瘦,在妻子王丽的建议下到医院进行全面检查,诊断结果为晚期胃癌。现入住医院肿瘤科已有两周时间。

李民出生农村,从小家境不好,小学没读完就辍学了,成年后南下打工时与妻子王丽建立家庭。夫妻俩育有一儿一女,均在外地打工。

第一幕:

早上 7 点,李民的妻子王丽从家中送来了热腾腾的肉末鸡蛋粥。李民端过碗,试尝了一口,扑哧一声,就全吐出来了;他把碗往地上一摔,愤怒地指责妻子因为不想承担照顾责任而故意不在粥中放盐。刘民妻子因委屈而哭泣。夜班护士谢宇桐闻声赶来,了解情况后,她一边安抚王丽,一边细声劝解李民。

第二幕:

早上 8:10,医生张义民查房,来到李民的床边,常规问了晚上睡眠情况及其他身体状况。李民和妻子王丽都配合回答。当李民问到治疗方案时,医生张义民表示只能继续保守治疗,但他建议李民保持心情愉悦,配合治疗。李民就治疗方案抱怨医院和医生、护士的无能。护士长王芳查房过来针对此事给予了耐心解释。

第三幕:

早上 8:30,治疗开始。责任护士戴碧华推着治疗车过来给李民输液治疗。在静脉穿刺的过程中,由于李民体质瘦弱,住院时间长,血管软塌,小戴未能做到一针见血,她真诚地向李民道歉,并请求李民给予其第二次机会。李民因疼痛而情绪失控。戴碧华静待李民的发泄。护士长王芳闻讯过来解释和安抚。

第四幕:

晚上 21:30。病友王建与朋友电话聊天,虽然声音压到了最低,但还是惹怒了李民。李民大声抱怨身边的人对待自己不公,气愤地表达自己生不如死的想法。病友王建觉得委屈。晚班护士张琳赶过来安慰王建,并对李民进行劝说。

【任务】

1）取得患者及患者家属的信任。

2）完成对患者的安抚和劝慰。

3）完成与患者及家属的交谈及健康宣教。

4）完成对患者家属有关临终患者愤怒期的心理支持与健康宣教。

【目的】

1）满足患者生理、心理、精神、文化和社会等多方面的需求。

2）满足患者家属生理、心理、精神、文化和社会等多方面的需求。

3）与患者及其家属建立良好的护理人际关系。

4）与患者、患者家属的沟通有效。

【方法】

一、案例解析

护士在与愤怒期患者及家属的沟通及礼仪的展示中应注意以下几点。

1）护士应切记患者的愤怒是发自内心的恐惧与绝望,不宜回避。要尽量让患者表达其愤怒,以宣泄内心的不快,充分理解患者的痛苦,加以安抚和理解。

2）做好患者家属的工作,共同给予患者宽容、关爱与理解。

3）密切注意患者的情绪变化,进行有效心理疏导。

二、案例执行方案

1）小组讨论。

2）角色扮演。

3）完成讨论报告。

三、案例实施

（一）评估

1. 患者

（1）患者的一般情况　如年龄、病情、意识状态、自理能力、沟通能力等。

（2）患者的健康问题

1）生理方面：发热、乏力、消瘦、贫血、水肿、上腹部疼痛、恶心等。

2）心理方面：焦虑、恐惧。

3）社会方面：自我实现受阻。

（3）患者的社会支持　患者妻子正处于中年期，面临着事业、家庭、人际关系等方面的重重压力，对亲人的疾病有焦虑、恐惧心理；同时存在不知如何应对患者情绪激动等问题。

2. 护士

1）护士的着装、礼仪修养。

2）护士的心理需求：尊重与认可。

3）护士的社会需求：爱与归属感的满足、自我价值的实现。

3. 治疗性环境

（1）舒适　天气情况、室内光线、美化装饰、窗帘的颜色。

（2）安全　有无利器等危害物的存在；窗户有无护栏；有无陪护者；人际关系是否紧张；医务人员语言是否规范。

4. 护理伦理、法律或社会问题

社会问题：绝症患者的家庭关系处理。

（二）护理诊断

1. 患者

（1）营养失调，低于机体需要量　与疾病慢性消耗、食欲减退或接受治疗引起的胃肠道不适有关。

（2）疼痛　与肿瘤浸润、膨胀性生长及肿瘤远处转移有关。

（3）活动无耐力　与食欲不振、疾病慢性消耗、疼痛有关。

（4）预感性悲哀　与治疗效果不满意、病情逐渐恶化有关。

（5）有对他人施行暴力的危险　与情绪失控有关。

2. 患者妻子

（1）焦虑　与担心丈夫现状及身体健康状况有关。

（2）恐惧　与担心失去丈夫有关。

（3）知识缺乏　缺乏胃癌患者照料的相关信息与知识。

（三）计划

1）注重对患者的心理体验和对患者家属的心理支持。

2）护士自身沟通技巧的准备、心理状态的调试。

3）理解和恰当地处理社会工作中的法律问题。

（四）实施措施及要点

1. 布置舒适、适宜的环境

1）调节室温 18～22℃，湿度 50％～60％。

2）光线明亮。

3）选择蓝色为主体的窗帘。

4）根据患者或患者家属喜好选择室内绿色植物或花卉等装饰。

2. 建立良好的护理人际关系

1）良好的第一印象：①护士仪容（淡妆上岗）；②护士仪表：建议着浅绿色的护士服；③护士仪态：站姿、持病历夹行走、站立；④相关医学知识丰富，解释科学、合理、通俗易懂；⑤护理技能操作娴熟。

2）敲门入室及称谓礼仪的展示，显示尊重。

3）真诚的目光，微笑礼仪、鞠躬礼仪的展示。

4）介绍礼仪的展示。

5）恰当、及时的健康宣教。

6）移情。

3. 进行有效的护患、护群及护际沟通

（1）语言沟通技巧的应用

1）表达，包括告知、解释、建议、请求、自我暴露等。

2）批评，如及时批评、私下批评、委婉批评、对造成影响的事件以客观措辞进行描述及提出合理化建议等。

3）劝说，如动之以情、列数据等。

4）说服，让对方从事实中得到启发和结论。

5）沉默。

6）倾听技巧，包括参与、核实及反应三阶段。

（2）非语言沟通技巧的应用

1）真诚的目光，强调目光停留的方式、角度、时间及部位。

2）面部表情，如微笑、同情等。

3）人际距离：空间距离的改变，包括从社交距离到熟人距离到亲密距离的改变。

4）肢体动作，如适宜的手势语等。

5）触摸。

6）类语言和辅助语言的应用，如语气词、停顿、音质和音量等的变化。

7）装饰性符号系统的应用，如护士服、窗帘的颜色；室内绿色植物的应用；音乐等。

（五）评价

1）患者及患者家属信任度及满意度高。

2）护士礼仪修养规范。

3）护患、护属、护际沟通有效。

第三节　协议期的沟通与礼仪

【案例】

患者陈思，女性，40 岁，初中文化，某工厂职工，性格内向。1 年前，陈思自感下腹疼痛，阴道异常流血、白带恶臭等，在丈夫周大力的陪同下到医院进行了检查，诊断结果为宫颈癌晚期。

患者与丈夫周大力青梅竹马，夫妻关系甚好。最近几年靠着两人的打拼，终于在城市买了一套房子，两人正憧憬着幸福生活的到来时，没想到妻子被诊断为宫颈癌晚期。由于害怕妻子接受不了现实，周大力对她的诊断给予了保密。在不知道真实病情的情况下，陈思在妇科进行多次治疗，昨天做了第三次手术。

第一幕：

早晨，主治医生王军（男）和责任护士李玲（女）过来查房，询问了陈思昨晚的睡眠情况。医生王军检查手术伤口，护士李玲支开其他闲杂人等，并向陈思解释了异性检查隐私部位第三者监督的原则。检查过程中，陈思向医生询问手术的治疗情况，王军针对陈思的具体情况给予解答。陈思听后意识到自己病情的复杂性和严重性，表达愿意配合治疗的愿望。李玲理解陈思的心情，她握着陈思的手，及时给予安抚和鼓励。

第二幕：

治疗间歇，陈思到护士办公室询问主治医生王军的去向。护士王泽热情为其指路。陈思来到医生办公室，正逢医生王军和护士李玲讨论管床患者情况。看到陈思来了，护士李玲搬来椅子，请陈思坐下。陈思拿出自家房产证放在桌子上，表达了自己哪怕倾家荡产也要治愈疾病的愿望。正说着，陈思的丈夫周大力寻来，埋怨陈思不应给医生护士添加麻烦和压力，夫妻俩为此互相指责。李玲将周大力拉到一边交谈，告诉他劝慰妻子的方法。

第三幕：

陈思的亲戚朋友到医院来看她，给她带来了鲜花和水果，希望她能早日康复。大人们在聊天的时候,陈思一朋友的孩子口无遮拦地询问陈思的疾病是否无法治愈了。陈思突然知晓自己的身体状况,心情陷入极度悲哀,闻声赶来的护士李玲给予其安慰、鼓励和健康宣教。

【任务】

1) 取得患者及患者家属的信任。

2) 完成对患者的安抚和劝慰。

3) 完成与患者的交谈及健康宣教。

4) 完成对患者家属有关临终患者协议期的心理支持和健康宣教。

【目的】

1) 满足患者生理、心理、精神、文化和社会等多方面的需求。

2) 满足患者家属生理、心理、精神、文化和社会等多方面的需求。

3) 与患者及其家属建立良好的护理人际关系。

4) 与患者及其家属的沟通有效。

5) 理解和掌握患者知情权的处理方式及对患者隐私权的维护方法。

【方法】

一、案例解析

护士在与协议期患者及家属的沟通及礼仪的展示中应注意以下几点。

1) 护士应知晓临终患者协议期的积极作用,利用患者对病情康复抱有希望,试图通过合作及友善的态度改变命运,延长生命的想法,来促进患者对治疗的积极配合。

2) 护士应主动关心患者,创造和谐、舒适、开放的交流环境。在交谈中,应鼓励患者说出内心的感受,并尽可能满足患者提出的各种要求。

3) 由异性医务人员进行隐私部位的检查或操作时应有第三方在场。

二、案例执行方案

1) 小组讨论。

2) 角色扮演。

3) 完成讨论报告。

三、案例实施

(一) 评估

1. 患者

(1) 患者的一般情况　年龄、病情、意识状态、自理能力、沟通能力等。

(2) 患者的健康问题

1) 生理方面:疼痛、邻近器官受累、消瘦、发热等。

2）心理方面：焦虑、恐惧。

3）社会方面：自我实现受阻。

（3）患者的社会支持　缺乏经济资助；家属因为害怕失去伴侣，可能存在焦虑、恐惧等心理问题。

2. 护士

1）护士的着装、礼仪修养、沟通能力。

2）护士的心理需求：尊重与认可。

3）护士的社会需求：爱与归属感的满足、自我价值的实现。

3. 治疗性环境

（1）舒适　如天气情况，室内光线、美化装饰、窗帘的颜色。

（2）安全　如有无陪护者；人际关系是否紧张等；医务人员语言是否规范。

4. 护理伦理、法律及社会问题

（1）伦理问题　患者的隐私问题，异性医务人员进行隐私部位的检查或操作时的第三方监督。

（2）社会问题　生命与健康。

（二）护理诊断

1. 患者

（1）恐惧　与不知疾病的预后有关。

（2）疼痛　与晚期病变浸润或广泛子宫切除术后创伤有关。

（3）自理缺陷　与疾病耐力消耗、活动耐力下降、恶病质有关。

（4）预感性悲哀　与治疗效果不满意、病情逐渐恶化有关。

（5）情境自尊低下　与病情逐渐恶化有关。

2. 患者家属

（1）焦虑　与担心妻子现状及身体健康状况有关。

（2）知识缺乏　缺乏宫颈癌患者照料的相关信息与知识。

（三）计划

1）注重对患者的心理体验和对其家属的心理支持。

2）护士自身沟通技巧的准备、心理状态的调试。

3）理解和恰当地处理护理工作中涉及的社会问题。

（四）实施措施及要点

1. 布置舒适、私密、安全的环境

1）安静。

2) 调节室温 18～22℃,体格检查时可调节室温至 22～24℃;湿度 50％～60％。

3) 光线明亮。

4) 选择绿色或金黄等代表希望或活力含义的窗帘。

5) 根据患者或患者家属喜好选择室内绿色植物或花卉等装饰。

6) 异性工作人员进行隐私部位的检查或操作时,应有第三方在场。

2. 建立良好的护理人际关系

1) 良好的第一印象:①护士仪容;②护士仪表:建议着果绿或粉红的护士服;③护士仪态:行姿、站姿、坐姿、蹲姿;④护士专业仪态:站立持夹;⑤相关医学知识丰富,解释科学、合理、通俗易懂;⑥护理技能操作娴熟。

2) 敲门入室及称谓礼仪的展示,显示尊重。

3) 真诚的目光,微笑礼仪、介绍礼仪、鞠躬礼仪及握手礼仪的展示。

4) 移情。

3. 进行有效的护患、护群及护际沟通

(1) 语言沟通技巧的应用

1) 表达,包括解释、建议、安慰等。

2) 说服,包括不同意见的表达、列数据、举实证等。

3) 批评,包括暗示法,从称赞过渡到批评法等。

4) 倾听技巧,包括参与、核实及反应三阶段。

5) 拒绝,包括含蓄拒绝法、客观理由拒绝法等。

6) 沉默。

(2) 非语言沟通技巧的应用

1) 真诚的目光。

2) 微笑。

3) 人际距离,空间距离的改变,包括从社交距离到亲密距离的改变。

4) 肢体动作,包括点头、搀扶及其他手势语的应用。

5) 触摸。

6) 类语言和辅助语言的应用,如语气词、停顿、音质和音量等的变化。

7) 装饰性符号系统的应用,如护士服、窗帘的颜色;室内绿色植物场景的应用。

(五) 评价

1) 患者及患者家属信任度及满意度高。

2) 护士礼仪修养规范。

3) 护患、护属沟通有效。

第四节　忧郁期的沟通与礼仪

【案例】

患者夏山,男性,38 岁,高中文化,某工厂技术主管。因右膝疼痛,跛行 3 个月,于 2011 年 3 月 11 日入院就医。入院诊断为右胫骨上段骨肉瘤。

为早日回到工作岗位中去,夏山积极配合医护人员治疗疾病,但治疗效果并不理想。其妻子韩冬因长时间照顾患者,常常奔波于家里、病房、工作单位,感到身心疲惫,情绪不佳。

第一幕:

早晨,护理查房。责任护士李佳发现患者夏山独坐在床边,眼眶通红,情绪不佳,于是主动上前了解情况。得知夏山有沮丧、泄气的想法,她安慰夏山要敢于面对现状,并积极调整情绪。结合夏山的具体情况,李佳对其进行了相关疾病康复知识的健康宣教,她还列举了大量其他病友与疾病作斗争的实例鼓舞其坚定治疗的信心。

第二幕:

夏山的情绪暂时平缓下来。此时其妻子韩冬过来陪护。她看到丈夫在病床上呻吟的样子,抱怨连天。护士李红发现患者因被埋怨而情绪益发低落、沉默,遂寻找借口将患者妻子韩冬支开后,劝慰、安抚患者,直至患者情绪再次稳定下来。李红将夏山的情况告知其责任护士李佳。

第三幕:

工作间歇时,责任护士李佳找到夏山的妻子,对其进行批评教育,给予情绪上的疏导。她既肯定了韩冬日夜辛勤照顾丈夫所呈现的效果,又建议其正面看待问题,指导她有效应对和消除不良情绪的方法。

第四幕:

当晚,患者夏山想起自己的疾病、妻子的态度以及半途而废的工作,情绪再次失控。他爬上窗台,意图自杀,幸好被值班护士刘力及时发现并制止。刘力耐心地听完了这个重病男人的倾诉,给予同情和安慰,他劝其为自己、为亲人选择勇敢地面对。劝说过程中,患者失声大哭,诉说疾病为其带来的痛楚、对人生的无望,并要求医护人员为其施行安乐死。刘力听后,予以开导和安抚。患者情绪渐渐平静下来,慢慢能正确认识自己的疾病,并表示愿意配合医护人员继续积极治疗。

【任务】

1）取得患者及患者家属的信任。

2）完成对患者及其家属的安抚和劝慰。

3）完成与患者的交谈及健康宣教。

4）完成对患者家属有关临终患者忧郁期的心理支持和健康宣教。

【目的】

1）满足患者生理、心理、精神、文化和社会等多方面的需求。

2）满足患者家属生理、心理、精神、文化和社会等多方面的需求。

3）与患者及其家属建立良好的护理人际关系。

4）与患者、患者家属的沟通有效。

5）理解安乐死的提出和我国对安乐死的限制。

【方法】

一、案例解析

护士在与忧郁期患者及其家属进行沟通及礼仪的展示中应注意以下几点。

1）护理人员应多给予同情和照顾，允许家属陪伴患者，允许患者用不同方式宣泄情感，如忧伤、哭泣等。

2）注意安全，预防患者的自杀倾向；对有自杀倾向的患者，应及时报告医生及护士长，做好防止自杀的安全措施：包括加强巡视，每 15～30 分钟巡视患者一次，做好家属的知情告知并请家属签名，要求家属全程陪伴；同时，收缴一切可用于自杀的物品，并做好患者的心理支持和疏导；做好班班交接。

3）若患者因心情忧郁而忽视个人清洁卫生，护理人员应协助和鼓励患者保持身体的清洁与舒适。

二、案例执行方案

1）小组讨论。

2）角色扮演。

3）完成讨论报告。

三、案例实施

（一）评估

1. 患者

（1）患者的一般情况　年龄、病情、意识状态、自理能力、沟通能力等。

（2）患者的健康问题

1）生理方面：疼痛、发热、食欲减退、消瘦等。

2）心理方面：焦虑、恐惧、忧郁。

3）社会方面：自我实现受阻、家庭关系紧张。

（3）患者的社会支持　患者家属身心疲惫，在经济和精神方面有无助感。

2. 护士

1) 护士的着装、礼仪修养。

2) 护士的心理需求：尊重与认可。

3) 护士的社会需求：爱与归属感的满足、自我价值的实现。

3. 治疗性环境

(1) 舒适　天气情况,室内温、湿度;室内光线、美化装饰、窗帘的颜色。

(2) 安全　有无利器等危害物的存在;窗户有无护栏;有无陪护者;医务人员语言是否规范。

4. 护理伦理、法律或社会问题

(1) 伦理问题　安乐死。

(2) 法律问题　患者住院期间自杀行为与护士的工作失职。

(3) 社会问题　绝症患者的自杀倾向,绝症患者家庭应对疲累。

(二) 护理诊断

1. 患者

(1) 恐惧　与担心肢体功能丧失及预后有关。

(2) 躯体活动障碍　与疼痛、病理性骨折、脱位有关。

(3) 营养失调,低于机体需要量　与机体消耗有关。

(4) 知识缺乏　对疾病的诊断、治疗措施、预后等缺乏应有的了解。

(5) 预感性悲哀　与治疗效果不满意、病情逐渐恶化有关。

(6) 有自杀的危险　与担心疾病的预后及担心医疗费用高有关。

2. 患者家属

(1) 焦虑　与担心丈夫现状及身体健康状况有关。

(2) 预感性悲哀　与担心失去丈夫有关。

(3) 知识缺乏　缺乏骨肿瘤患者照料的相关信息与知识。

(4) 有照顾者角色紧张的危险　与工作繁忙有关。

(三) 计划

1) 注重对患者的心理体验和对其家属的心理支持。

2) 护士自身沟通技巧的准备、心理状态的调试。

3) 理解和恰当地处理护理工作中涉及的社会问题。

(四) 实施措施及要点

1. 布置舒适、适宜、安全的环境

1) 安静。

2) 调节室温 18~22℃,湿度 50%~60%。

3) 光线明亮。

4) 选择绿色或金黄色等象征希望或生机意义的窗帘。

5) 根据患者喜好选择室内绿色植物或花卉等装饰。

6) 病房内无利器等易致人体损伤的物品,病房窗户设有护栏。

2. 建立良好的护理人际关系

1) 良好的第一印象:①护士仪容;②护士仪表:着浅绿色的护士服;③护士仪态:行姿、站姿、坐姿;④护士专业仪态:站立持夹;⑤相关医学知识丰富,解释科学、合理、通俗易懂;⑥护理技能操作娴熟。

2) 敲门入室及称谓礼仪的展示,显示尊重。

3) 真诚的目光,微笑礼仪的展示。

4) 介绍礼仪的展示。

5) 恰当、及时的健康宣教。

6) 移情。

3. 进行有效的护患、护群及护际沟通

(1) 语言沟通技巧的应用

1) 表达,包括告知、解释、建议、请求等。

2) 劝说,包括不同意见的表达、列数据、动之以情、告知可能的不良后果等。

3) 批评,使用及时批评法、私下批评法、暗示批评法、认同批评法等。

4) 拒绝,包括不同意见的表达、客观理由拒绝法等。

5) 倾听技巧,包括参与、核实及反应三阶段。

(2) 非语言沟通技巧的应用

1) 目光交流。

2) 面部表情,包括微笑、严肃、悲哀、同情等。

3) 人际距离,空间距离的改变,包括从社交距离到熟人距离到亲密距离的改变。

4) 肢体动作,包括点头、搀扶及其他手势语的应用。

5) 沉默。

6) 触摸。

7) 类语言和辅助语言的应用,如语气词、停顿、音质和音量等的变化。

8) 装饰性符号系统的应用,如护士服、窗帘的颜色的应用。

(五) 评价

1) 患者及患者家属信任度及满意度高。

2) 护士礼仪修养规范。

3) 护患、护属、护际沟通有效。

第五节　接受期的沟通与礼仪

【案例】

患者,刘兵,男性,70岁,小学文化,军转老干部,退休前曾任县委书记一职。因肝癌晚期入住临终病房。

刘兵多年前离异,儿孙因忙碌各自的工作事业很少回家。为照顾刘兵起居,子女为其请了一位五十多岁的保姆,名张欣。

第一幕:

医院的小花园里,阳光暖暖地照着大地。责任护士张琼推着患者刘兵出来散步。刘兵心情很好,他哼着小调,一边用手指在轮椅的扶手上敲打着旋律,一边跟张琼唠叨着自己的往事。难得回家的小孙子刘德调侃并阻止爷爷的唠叨。张琼鼓励刘兵继续诉说往事,刘大爷高兴地笑了。事后,张琼就刘兵的近况和如何与刘兵有效交流的问题与刘兵的小孙子刘德进行了交谈。

第二幕:

这晚,刘兵癌性疼痛难忍。其大儿子刘立呼叫护士过来。值班护士李果立即前来询问情况,她遵医嘱给刘大爷注射了止痛药。疼痛稍微缓解后,刘兵向李果询问自己的生命期限。李果如实回答,并予以安慰和鼓励。

第三幕:

刘兵支开家人,与责任护士张琼交谈。交谈过程中,刘兵请求张琼见证自己的遗嘱内容,表达将部分财产转给保姆张欣的心愿。由于刘兵家人误会其与保姆的关系,刘兵的心愿遭到了家人的强烈反对。刘兵就此事征求张琼的意见,并央求其将一张银行卡转交给保姆张欣。张琼为难,在征得护士长同意和刘兵的律师的授权后,终答应刘兵代为转交。

第四幕:

刘兵的病情每况愈下,今天已经完全不能进食,他坐在床上,期冀地看着窗外的一草一木……似乎在等待着什么……值班护士朱红走过来,握住刘大爷的手,给了刘大爷无限的力量。在家人、保姆张欣和医护人员的陪护下,刘兵走完了生命的最后一程。

【任务】

1) 取得患者及患者家属的信任。

2) 完成对患者的安抚和劝慰。

3) 完成与患者的交谈及健康宣教。

4) 完成对患者家属有关临终患者接受期的心理支持和健康宣教。

【目的】

1) 满足患者生理、心理、精神、文化和社会等多方面的需求。

2）满足患者家属生理、心理、精神、文化和社会等多方面的需求。

3）与患者及其家属建立良好的护理人际关系。

4）与患者、患者家属的沟通有效。

5）理解和掌握家庭伦理问题的处理。

【方法】

一、案例解析

护士在与接受期的患者及家属的沟通及礼仪的展示中，应注意以下几点。

1）为临终患者创设一个安静、明亮、单独的舒适环境，减少外界的干扰。

2）尊重患者，不要强迫与其交谈，但要保持适度的陪伴和支持；应尊重临终患者的信仰，保证临终前的生活质量。

3）护士应多陪伴患者，给予其精神上的安慰，可通过非语言行为如握手、抚摸患者前额、帮患者整理散乱的头发等细小动作，使患者感到安抚、被关心及受尊敬；还应耐心倾听患者诉说，并从他们的语言或非语言暗示中了解患者的真正需要，尽量满足患者的要求。

4）护士应注重家属的心理支持，允许患者亲友探视或陪伴，告诉家属要控制情绪，以免增加患者生离死别的悲伤；当患者或其家属悲伤哭泣时，护士应给予安慰、同情和支持，也可通过非语言行为如关心、理解、同情的面部表情，轻拍其背、肩，或搀扶他们坐下等来帮助患者及其家属情绪得到良好控制或宣泄。

二、案例执行方案

1）小组讨论。

2）角色扮演。

3）完成讨论报告。

三、案例实施

（一）评估

1. 患者

（1）患者的一般情况　如年龄、病情、意识状态、自理能力、沟通能力等。

（2）患者的健康问题

1）生理方面：发热、乏力、消瘦、水肿等。

2）心理方面：焦虑、恐惧。

3）社会方面：家庭应对无效。

（3）患者的社会支持　缺乏家属的支持。

2. 护士

1）护士的着装、礼仪修养。

2）护士的心理需求：尊重与认可。

3）护士的社会需求：爱与归属感的满足、自我价值的实现。

3. 治疗性环境

（1）舒适　安静、明亮、外界干扰少、美化装饰、窗帘的颜色。

（2）安全　病床有无床栏；地面是否易滑；医务人员语言是否规范。

4. 护理伦理、法律及社会问题

（1）伦理问题　生命与生存。

（2）潜在的法律问题　临终患者的遗嘱参与。

（3）社会问题　绝症患者的遗产。

（二）护理诊断

1. 患者

（1）营养失调，低于机体需要量　与疾病慢性消耗、肝功能减退或接受治疗引起的胃肠道不适有关。

（2）疼痛　与肿瘤浸润、膨胀性生长及肿瘤远处转移有关。

（3）活动无耐力　与食欲不振、疾病慢性消耗、疼痛有关。

（4）潜在并发症　皮肤完整性受损、肝性脑病、感染、上消化道出血、肝癌结节破裂出血。

（5）自理缺陷　与疾病耐力消耗、活动耐力下降、恶病质有关。

（6）无能性家庭应对　与子女陪伴少有关。

（三）计划

1）注重对患者的心理体验和对其家属的心理支持。

2）护士自身沟通技巧的准备、心理状态的调试。

3）理解和恰当地处理护理工作中涉及的社会问题。

（四）实施措施及要点

1. 布置舒适、适宜的环境

1）安静。

2）调节室温 18～22℃，湿度 50％～60％。

3）光线明亮，开窗通风。

4）选择绿色或金黄色等象征希望或生命的颜色的窗帘。

5）根据患者或患者家属喜好选择室内绿色植物或花卉等装饰。

2. 建立良好的护理人际关系

1）良好的第一印象：①护士仪容；②护士仪表：着绿色的护士服；③护士仪态：行姿、站姿、坐姿、蹲姿；④护士专业仪态：站立持夹、推车、端盘等；⑤相关医学知识丰富，解释科学、合理、通俗易懂；⑥护理技能操作娴熟。

2）敲门入室及称谓礼仪的展示，显示尊重。

3）真诚的目光，微笑礼仪、鞠躬礼仪、电话礼仪的展示。

4）介绍礼仪的展示。

5）移情。

3. 进行有效的护患、护群及护际沟通

（1）语言沟通技巧的应用

1）表达，包括告知、解释、建议、鼓励等。

2）劝说。

3）拒绝，包括客观理由拒绝法、含蓄拒绝法等。

4）批评，包括及时批评、寓教育于批评法等。

5）倾听技巧，包括参与、核实及反应三阶段。

6）沉默的应用。

（2）非语言沟通技巧的应用

1）目光的应用。

2）面部表情，如微笑、同情、哀伤等。

3）人际距离。

4）触摸。

5）肢体动作，包括点头、搀扶及其他手势语的应用。

6）类语言和辅助语言的应用，如语气词、停顿、音质和音量等的变化。

7）装饰性符号系统，如护士服颜色、窗帘颜色、音乐、花朵等的应用。

（五）评价

1）患者及患者家属信任度及满意度高。

2）护士礼仪修养规范。

3）护患、护属、护际沟通有效。

参考文献

1. 全国护士执业资格考试用书编写专家委员会. 2012 全国护士执业资格考试指导[M]. 北京：人民卫生出版社,2011.

2. 高燕. 护理礼仪与人际沟通[M]. 2 版. 北京：高等教育出版社,2008.

3. 位汶军. 护理礼仪与形体训练[M]. 北京：中国医药科技出版社,2009.

4. 张新宇. 护理美学与礼仪[M]. 北京：人民军医出版社,2007.

5. 李峥. 人际沟通[M]. 北京：中国协和医科大学出版社,2004.

6. 刘桂英. 护理礼仪[M]. 北京：人民卫生出版社,2001.

7. 周春美. 护理学基础[M]. 2 版. 上海：上海科学技术出版社,2010.

【附录一】 卫生行业服务用语 30 条

1. 表示谦让:"请"。
2. 表示歉意:"对不起""请原谅""很抱歉"。
3. 接待患者和来访者:"您好,请坐。"
4. 见到陌生的来访者:"您好,请问您找谁?"
5. 见面时问候:"您好""你们好"。
6. 听到他人呼叫后:"请问有什么需要我帮助?"
7. 得到他人配合后:"谢谢""谢谢您"。
8. 新入院患者:护士坐在办公室时,应起立迎接患者,并说:"您好! 欢迎来检查、治疗,我是值班护士××。"然后招呼患者称体重,送患者入病房,做入院介绍,测量生命体征,做入院评估,通知医生接诊等。
9. 征询患者住房意见时:"你需要单人间还是双人间,或者……"
10. 当护士正在执行操作时,患者要求你干另一件事时:"请您稍等一下,我做完后马上就来"。
11. 因事让他人等候:"对不起,请稍等";"对不起,让您久等了"。
12. 急诊抢救患者:由于病情和时间不允许,护士应充分运用体态语言:如镇定的表情、体贴的神情、熟练的技巧、紧张的作风……以体现高度负责的行为举止。
13. 查房、治疗、护理时称呼患者:"您好,您是××床的××先生(小姐或其他尊称)吗? 现在为您查体、输液、测体温……"
14. 整理病床单位时:"打扰您了,我现在为您(您们)整理床铺,您会觉得舒服些,好吗?"
15. 通知患者交医疗费用时:"××先生(女士或其他尊称)您预交的医疗费已用完,请于×日再交××元,谢谢!"并告之交费地点。
16. 患者致谢、表扬时:"不客气,这是我们应该做的","您过奖了。"
17. 回答床头铃:"您好,请问有什么事? ……好的,马上来。"
18. 对非探视时间前来探视人员:"对不起,现在是医疗时间不能探视,请××时间来。"
19. 劝探视者离院:"××您好,现在是患者休息时间,请您先回去,以免影响患者休息,请下次探视时间再来。"
20. 督促患者休息:"××,您好,现在已到熄灯时间,请早点休息,将电灯、电视关掉好吗? 多谢合作! 晚安。"

21. 患者向护士致以歉意时,应及时接受,并表示必要的谅解。可说"不要紧","不必","我不会介意"。

22. 导诊护士:"您好,请问有什么需要我帮助?"

23. 门(急)诊护士对排队候诊患者(语气温和、礼貌):"医生正在接诊患者,请稍候";"对不起,患者较多,请按秩序排队候诊"。

24. 发现患者及家属在病房吸烟时:"××您好,病房内有氧气管道,为了您及家人的健康,以及病房的安全,请您不要吸烟,多谢合作!"

25. 通知患者到医技科室做检查时:"×× 你好,请您×日×时到×科做×检查……"并详细交代注意事项,告之检查地点(届时我们会派人送您去)。

26. 抽血室接待患者:"请将您的检验单交给我,请您稍候(认真查对后进行治疗)。请××时间带'领取检验结果凭条'到××处取结果。"

27. 治疗室接待患者:"请您将病历、处置单和处方给我,请您稍候(认真查对后进行治疗)。请您于××时间带病历再来治疗。"

28. 对查房的护理部主任和护士长,护士应马上起立,并报告:"我是值班护士××,欢迎领导检查指导。"并陪同检查,查毕送至楼梯(电梯)口。

29. 安慰死者家属时:"请大家不要太难过,你们作为家属已尽了应尽的责任,我们也在治疗上做了最大努力,请节哀顺变,好好保重身体。"

30. 送行出院患者:"感谢您对我们工作的支持,如有什么需要帮助,请随时与我们联系。"或说:"请慢走,请走好,一路平安,多保重。"不宜说:"欢迎下次再来。"千万不要在服务对象离去时默不作声。

【附录二】 卫生行业服务用语原则及禁语 40 例

1. 应该尊重对方,做到礼貌、客气、称呼准确,必须使用"请"、"您"、"对不起"、"谢谢配合"等文明用语,并分别对不同对象礼貌称谓。

禁止使用让人感觉不尊重的命令式或无称谓的语句,如:

(1) 躺(坐)那儿,别磨磨蹭蹭的!

(2) 嗨,×床!(不称呼姓名)

(3) 把裤子脱了(把衣服撩起来)!

(4) 瞧这破血管,扎都扎不进去!

(5) 没到××时间,都出去!

(6) 在这儿签字,快点!

(7) 都停下来,我们要检查了!

(8) 把证件(证明、资料)都拿出来,让我看看!

2. 应理解、体谅对方,不刺激对方,不激化矛盾;善意启发对方,消除心理压力和不稳定情绪。

禁止使用侮辱人格、讽刺挖苦或可能让人羞涩的语句,如:

(9) 有什么不好意思的,都这份上了!

(10) 活得还挺仔细!

(11) 瞧着点儿,没长眼睛呀!

(12) 这么大的人,怎么什么都不懂!

(13) 活该!

(14) 没钱就别来看病!

(15) 快点儿,真磨蹭!

(16) 干嘛起这名字,就为让人不认识?

(17) 你这样的见多了,有什么了不起的!

(18) 到这儿撒野来了!

3. 应一切为对方着想,耐心解释,语气和缓,解除对方的忧虑。

禁止使用不耐烦、生硬的语句,如:

(19) 你这人怎么事儿这么多,讨厌!

(20) 没什么,死不了!

(21) 怕疼,别来看病啊!

(22) 这儿交班(开会、结账)呢,外面等着去!

(23) 嫌慢,你早干什么来着!

(24) 哪儿凉快哪儿歇着去!

(25) 这是法律法规规定的,你懂不懂?

(26) 材料不齐,回去补去!

(27) 上面都写着呢,自己看去!

(28) 查户口的,你管我姓什么!

4. 应从对方的需要出发考虑问题,尽可能提供方便,帮助解决,不推卸责任,不"踢皮球"。

禁止使用不负责任的推脱语句,如:

(29) 这事别来找我,我不管(不知道)!

(30) 谁和你说的(谁答应你的),找谁去!

(31) 快下班了,明天再说(我下班了,找别人去! 没上班呢,等会儿再说!)

(32) 机器(仪器)坏了,谁也没辙!

(33) 嫌这儿不好,到别处去!

(34) 我就这态度,有意见,找头儿去!

(35) 这地方写得不对,找××改去!

5. 应本着尊重科学,实事求是的态度解释说明情况,不要因为用词不当或闪烁其词,使对方产生困惑。

禁止使用含糊不清,增加疑虑的语句,如:

(36) 好坏谁也不敢说,没准儿。

(37) 你这事(手术、病)不太好办呀。

(38) 你的病也就这样了,回家想吃点什么就吃什么吧。

(39) 看看吧,快不了。

(40) 也许不要紧(没关系)。

【附录三】 常用护理操作中的语言沟通范例

一、接待看病的患者

护士："您好,请问您有什么事吗?"

患者："哦,我找心内科的××医生看病。"

护士："对不起,他不在。"

患者："可是我已经跟他预约好了呀,他说了在这等我的。"

护士："哦,实在对不起,他刚下班回家了,我们这的××医生也是心内科专家,要不请他给您看看好吗?"或者说:"哦,那请您在这坐着稍等一会儿,我跟××医生联系一下。"

二、接待入院患者

患者来到病房,护士要起身迎接,微笑相迎,边安排患者坐下,边亲切地予以问候和自我介绍:"您好,我是今天的值班护士×××,您叫我小×好了,今天由我来接待您,请您先把病历交给我,好吗?"同时在场的其他护士也应抬起头,面向患者,亲切微笑,点头示意,以示欢迎。

三、交代需要抽血化验的初入院患者

护士："大伯,您好! 请问您是×床的××师傅吧? 我是您的责任护士×××,您可叫我小×。"

患者："小×,你好,我是××"。

护士："××大伯,您好。根据您的病情需要,医生为您开了化验单,明早请您不要吃东西、喝水,六点半左右会有护士来为您抽血。"

患者："好的,请问要查些什么项目呀,抽的血多吗?"

护士："您的化验项目有肝功能、血脂、血糖,一共抽5毫升血就够了,请您放心。这个检查对您的病情诊断很重要,但抽血不会对您的健康有影响,所以请您不要紧张。请一定要记住明早抽血前不要吃任何东西,包括喝水和服药。"

患者："嗯。"

护士："那您好好休息,如果您有什么事可以按床头呼叫铃,我们会随时来看您的,再见!"

四、患者询问检验结果

患者:"护士,我的检查报告什么时候出来呀?"

护士:"您请稍等一会儿,检查报告要 20 分钟后才能出来。"

报告出来后如果患者询问检查结果,而护士又不太清楚时,应该说:"对不起,这个问题我也不太明白,我帮您问问医生好吗?"

五、送出院的患者

护送患者至电梯门口:"祝贺您康复出院,日后还请多保重。"或:"您小心慢走,回去后还是要多加注意,记得定期来复诊。"

六、为一肺炎球菌性肺炎患者进行青霉素药物过敏试验

1. 操作前

护士:"×床的这位女士,您好。请问您叫什么名字?"

患者:"张××。"

护士:"张××是吧(核实)。张××女士,您好! 您今天感觉怎么样(开放性提问)?"

患者:"还可以。"

护士:"因为治疗的需要,您今天的医嘱中加了青霉素来消炎。由于人群中有 3％～6％的人对这种药物过敏,为了您的安全,我先给您做个药物过敏试验(增强说服力)。就是在您的这个部位(肢体动作)注射个小皮丘以检测您是否可使用此种药物(解释)。"

"请问您以前用过这种药吗?"(闭合式提问)

患者:"用过。"

护士:"那您注射后有没有感觉不舒服? 例如皮肤瘙痒、长风团等。"

患者:"没有。"

护士:"您有没有听说您的父母或兄弟姐妹对这种药物过敏呢?"

患者:"没有。"

护士:"您有没有对一些食物例如龙虾或药物等有过敏呢?"

患者:"没有。"

护士:"根据您的回答,您和您的家人对这种药物和其他食物都没有过敏现象。是吧?"(核实)

患者:"是的。"

护士:"那好,您稍微休息一下,我先去配药,待会儿就来为您打针。"

2. 操作中

护士:"×床的张××女士,您好,我药配好了,您准备好了吗?"

患者:"好了。"

护士："您是想睡着还是坐着打针呢?"

患者："随便。"

护士："那我帮您取个舒适的体位吧。"(肢体动作)

"这个部位对痛比较敏感,进针的时候您可能会觉得有些不舒服,但请您放心,我一定会用最好的技术为您服务。请您相信并配合我,行吗?"(安慰)

"您还好吗,没有不舒服吧? 不舒服的时候,请在第一时间告诉我……"

3. 操作后

护士："针打完了,您感觉怎样?"

患者："挺好的。"

护士："您配合得很好,谢谢(赞美、感谢)。20分钟后才能判断结果,所以在这期间请不要按揉、搔抓这个部位,也不要离开病房,以免发生意外。如果您有什么不舒服,请按床头的信号灯叫我,我会过来帮助您的。我也会随时过来看望您,请先休息一下。这是急救盒,请您不要随意动它……"

……20分钟后

护士："×床的张××女士您好! 现在可以观察皮试结果了,您自己感觉怎样?"

患者："没什么不舒服。"

护士："您的注射部位皮肤无红肿,皮丘无扩大,您自己也没有感知什么不舒服的地方,所以您的皮试结果为阴性,您可以接受青霉素治疗……"(告知)

【附录四】 PBL 教学效果评价(教师评价表)

学生姓名_____ 班级_____ PBL 案例名称_____ 评价结果_____

评价项目	分值(分)	评价标准	标记(√)	评分
态度	20	准备非常充分认真;报告完成及递交非常及时,内容非常准确		
	15	准备充分认真;报告完成及递交及时,内容准确		
	10	准备较认真;报告完成及递交基本及时,内容基本准确		
	5	准备不认真;报告完成及递交延时,内容欠准确		
	0	未准备;报告未完成或递交,内容完全不准确		
参与性与过程控制	20	角色扮演非常积极认真,角色扮演非常成功		
	15	角色扮演积极认真,角色扮演成功		
	10	角色扮演较认真,角色扮演基本成功		
	5	角色扮演不认真,角色扮演基本不成功		
	0	不参与角色扮演,或角色扮演失败		
沟通技巧与礼仪规范	20	能非常熟练及恰当应用各种沟通技巧;礼仪应用非常规范,展示非常准确;患者及其家属满意度非常高		
	15	能熟练及恰当应用各种沟通技巧;礼仪应用规范,展示准确;患者及其家属满意度高		
	10	能较熟练及恰当应用各种沟通技巧;礼仪应用较规范,展示较准确;患者及其家属满意度较高		
	5	不能熟练及恰当应用各种沟通技巧;礼仪应用欠规范,展示欠准确;患者及其家属满意度一般		
	0	不能应用沟通技巧;礼仪应用完全不规范或展示完全不准确;患者及其家属满意度较差		
研究精神与学习能力	20	案例分析非常认真、深入;自主学习能力非常强;开拓性创新和评判性思维非常强		
	15	案例分析认真、深入;自主学习能力强;开拓性创新和评判性思维强		

续表

评价项目	分值(分)	评价标准	标记(√)	评分
研究精神与学习能力	10	案例分析较认真、深入；自主学习能力较强；开拓性创新和评判性思维较强		
	5	案例分析不认真；自主学习能力欠缺；开拓性创新和评判性思维较弱		
	0	不参与案例分析；自主学习能力较差；缺乏开拓性创新和评判性思维		
团队合作	20	与团队其他成员配合非常默契、密切；人际关系非常融洽		
	15	与团队其他成员配合默契、密切；人际关系融洽		
	10	与团队其他成员配合较默契、密切；人际关系较融洽		
	5	与团队其他成员配合不默契、密切；人际关系不融洽		
	0	完全不与团队合作；人际关系极不融洽		
合　　计				

说明：5 项内容合计分为最终评价结果（优秀：＞90 分；良好：80～89 分；合格：66～79 分；基本合格：60～65 分；不合格：＜60 分）

评价者＿＿＿＿＿＿　评价时间＿＿＿＿＿＿＿

【附录五】 PBL 教学效果评价(学生互评表)

学生姓名_____ 班级_____ PBL 案例名称_____ 评价结果_____

评价内容			评价标准	分值(分)	评分
过程评价(90分)	专业态度与情感(10分)		热爱专业	2	
			尊重和理解患者	3	
			移情	3	
			彰显"人道、博爱、奉献"专业精神	2	
	礼仪修养(30分)	基本礼仪(10分)	真诚的目光,适合的面部表情	4	
			礼仪规范、得体,符合基本礼仪要求	6	
		专业礼仪(20分)	护士服、帽穿戴整齐	10	
			仪容修饰得体,淡妆上岗	5	
			仪态端庄、自然、大方	5	
	沟通技巧(40分)	语言沟通(15分)	注重语言的规范性、情感性和保密性	2	
			使用积极、中肯、客观的语言	3	
			选择恰当的语言沟通技巧	10	
		非语言沟通(25分)	选择恰当的非语言沟通技巧	10	
			技巧应用熟练	10	
			技巧要点展示清晰	5	
	人文关怀(10分)		关心、爱护患者	5	
			急患者之所急,想患者之所想	5	
终末评价(10分)			第一印象良好,患者信任度高	3	
			人际关系和谐	3	
			沟通有效,患者及其家属满意度高	4	

续表

评价内容	评价标准	分值(分)	评分
合　计		100分	

说明：5项内容合计分为最终评价结果（优秀：＞90分；良好：80～89分；合格：66～79分；基本合格：60～65分；不合格：＜60分）

评价者＿＿＿＿＿＿＿　评价时间＿＿＿＿＿＿＿

【附录六】 历年护士执业资格考试中《护理沟通与礼仪》相关真题及模拟题

最佳选择题：以下每道考题有 ABCDE 五个备选答案，请从中选出一个最佳答案。

A₁ 型题：

1. 下列属于语言沟通的是（　　）
   A. 表情　　　　B. 眼神　　　　C. 文字　　　　D. 手势　　　　E. 姿势

2. 在下列影响人际沟通效果的因素中属于环境因素的是（　　）
   A. 沟通者躯体疼痛　　　　　　　B. 沟通者听力障碍
   C. 沟通双方距离较远　　　　　　D. 沟通双方信仰不同
   E. 沟通双方价值观不同

3. 影响人际沟通的隐秘性因素是指（　　）
   A. 沟通场所阴暗　　　　　　　　B. 沟通时有其他无关人员在场
   C. 沟通一方情绪悲哀　　　　　　D. 沟通一方性格内向
   E. 沟通双方距离较远

4. 下列属于人际关系主要特点的是（　　）
   A. 单纯性　　　B. 灵活性　　　C. 稳定性　　　D. 多重性　　　E. 随意性

5. 在建立护患关系的初期，护患关系发展的主要任务是（　　）
   A. 收集患者资料　　　　　　　　B. 明确患者的健康问题
   C. 为患者制定护理计划　　　　　D. 与患者建立信任关系
   E. 解决患者的健康问题

6. 影响医护关系的主要因素不包括（　　）
   A. 角色心理差位　　　　　　　　B. 角色期望冲突
   C. 角色压力过重　　　　　　　　D. 角色权利争议
   E. 角色理解欠缺

7. 在护患交往中，护士微笑的作用不包括（　　）
   A. 改善护患关系　　　　　　　　B. 化解护患矛盾
   C. 优化护士形象　　　　　　　　D. 缩短护患之间的空间距离
   E. 缓解患者的不安心理

8. 在护患关系的发展过程中，护士在结束期的重点任务是（　　）
   A. 与患者建立信任关系　　　　　B. 确认患者的需要
   C. 实施护理措施　　　　　　　　D. 获取患者的相关信息

E. 评价护理目标实现的情况

9. 护士与患者进行小组交谈时,患者数量最好控制在(　　　)

　　A. 1~2人　　　B. 3~7人　　　C. 8~10人　　　D. 12~15人　　　E. 16~20人

10. 在护患交谈过程中,如果护士希望得到更多的、更真实的患者信息,可采用的最佳技巧为(　　　)

　　A. 倾听　　　B. 核实　　　C. 重述　　　D. 提问　　　E. 鼓励

11. 良好的语言能给患者带来精神上的安慰,体现了语言的(　　　)

　　A. 广泛性　　　B. 保密性　　　C. 规范性　　　D. 情感性　　　E. 通俗性

12. 护患沟通的首要原则是(　　　)

　　A. 治疗性　　　B. 尊重性　　　C. 规范性　　　D. 保密性　　　E. 艺术性

13. 一位护士在与患者的交谈中,希望了解更多患者对其疾病的真实感受和治疗的看法。最适合的交谈技巧为(　　　)

　　A. 认真倾听　　　　　B. 仔细核实　　　　　C. 及时鼓励

　　D. 及时澄清　　　　　E. 开放式提问

14. 在护患交谈过程中,为了给患者提供思考的时间,护士可采用的最佳技巧为(　　　)

　　A. 倾听　　　B. 核实　　　C. 鼓励　　　D. 沉默　　　E. 患者重述

15. 在护患沟通过程中,护士移情是指护士(　　　)

　　A. 同情患者　　　　　B. 怜悯患者　　　　　C. 理解患者感情

　　D. 表达自我感情　　　E. 鼓励患者

16. 患者:"我每天抽少量烟,已经好多年了。"护士:"请您告诉我您每天抽几支烟,抽了多少年了?"在上述对话中,护士应用了哪种沟通技巧(　　　)

　　A. 重述　　　B. 总结　　　C. 澄清　　　D. 反映　　　E. 阐释

17. 交谈过程中,患者因对病情担忧而伤心地哭泣,为表示对患者的尊重和理解,此时护士可采取的沟通方式为(　　　)

　　A. 目光注视患者　　　　　　　　B. 安慰患者,阻止其悲伤

　　C. 暂离开,让患者情绪平静

　　D. 鼓励患者尽快说出悲伤的其他原因

　　E. 陪伴患者,沉默片刻

18. 下列属于非语言沟通的特点是(　　　)

　　A. 专业性　　　B. 局限性　　　C. 持续性　　　D. 生动性　　　E. 多变性

19. 不属于护士的非语言性沟通的是(　　　)

　　A. 倾诉　　　B. 触摸　　　C. 沉默　　　D. 人际距离　　　E. 面部表情

20. 触摸应用于辅助疗法时,主要作用是(　　　)

　　A. 镇痛　　　　　　　B. 止咳　　　　　　　C. 降低体温

　　D. 促进血液循环　　　E. 缓解心动过速

21. 护理礼仪的特点为( )

    A. 强制性　　B. 专业性　　　C. 服从性　　　D. 灵活性　　　E. 操作性

22. 关于护士衣着服饰的要求,错误的是( )

    A. 护士服穿着应整洁、平整,衣扣要扣齐

    B. 护士鞋要求平跟、软底,以白色为主

    C. 护士上班期间可佩戴耳环、项链等首饰

    D. 护士表应佩戴在左胸前,用胸针别好

    E. 护士袜应以单色为主,袜口不能露在裙摆外

23. 下列关于护士坐姿规范的描述,错误的是( )

    A. 头正,颈直　　　　　　　　　　　　B. 轻稳地坐于椅面的前 1/2～2/3

    C. 抚平护士服下端　　　　　　　　　　D. 双膝分开脚后收

    E. 两手自然置于两腿上

24. 一般情况下,护患关系发生障碍时,主要责任人是( )

    A. 医生　　　　B. 护士　　　　C. 患者　　　　D. 患者家属　　　E. 护士和患者

25. 影响人际沟通效果的环境因素是( )

    A. 沟通者情绪烦躁　　　　　　　　　　B. 沟通者听力障碍

    C. 沟通双方距离较远　　　　　　　　　D. 沟通双方信仰不同

    E. 沟通双方价值观不同

26. 护患关系的实质是( )

    A. 满足患者需求　　　　　　　　　　　B. 促进患者的配合

    C. 规范患者的遵医行为　　　　　　　　D. 强化患者自我护理能力

    E. 帮助患者熟悉医院规章制度

27. 下列有关护患关系的描述错误的是( )

    A. 是一种人际关系　　　　　　　　　　B. 是一种帮助性关系

    C. 是一种专业性关系　　　　　　　　　D. 是一种工作关系

    E. 以护患双方的需要为中心

28. 护士在与患者交谈收集资料时,应用的距离是( )

    A. 熟人距离　　　　　　B. 亲密距离　　　　　　　　C. 社交距离

    D. 公众距离　　　　　　E. 社区距离

29. 传递信息真实,且不易掩饰的沟通方式是( )

    A. 手势　　　B. 面部表情　　C. 身体姿势　　D. 书信传递　　E. 口头表述

30. 沟通技巧中可起到"无声胜有声"的作用是( )

    A. 沉默　　　B. 重复　　　C. 微笑　　　D. 抚摸　　　E. 提问

31. 下列哪种交谈的方式是不正确的( )

    A. 先提出一般性易于回答的问题

B. 遇到不善于表达的人,应耐心地启发

C. 要使用医学术语

D. 对含糊不清、存有疑问或矛盾的内容,必须随时进行核实

E. 交谈过程中,始终保持关心的态度

32. 下列对护士行为的描述不正确的是(　　)

A. 用心倾听患者的说话以表示对所谈话题的兴趣

B. 护士可以沉默的态度表示关心

C. 抚摸患儿的背部可传递关爱之情

D. 人与人的交往中,约有35%是运用非语言沟通技巧

E. 倾听患者说话时应注意保持眼神的接触

33. 护士小施接待一位新入院的患者,在与患者的初步接触过程中进行了5分钟的简短评估,患者将其患病的经过进行了大致的描述。此时护士小施与患者之间的沟通层次属于(　　)

A. 一般性交谈　　　　　B. 陈述事实　　　　　　　C. 交流意见

D. 交流感情　　　　　　E. 沟通高峰

34. 下列关于护患关系的理解不正确的是(　　)

A. 护患关系是一种帮助与被帮助的关系

B. 护患关系是一种治疗关系

C. 护患关系以护士为中心的关系

D. 护患关系是多方面、多层面的专业性互动关系

E. 护患关系是在护理活动中形成的

35. 以下哪项不属于非语言性沟通技巧(　　)

A. 倾听　　　B. 提问　　　C. 沉默　　　D. 触摸　　　E. 眼神交流

36. 护士在与患者交谈过程中,当患者表现异常激动时,下列哪种交谈技巧可起到缓解患者过激情绪的作用(　　)

A. 移情　　　B. 沉默　　　C. 阐释　　　D. 提问　　　E. 核实

37. 护士与患者进行语言交往时,护理用语要求(　　)

A. 语言的规范性、道德性和保密性

B. 语言的情感性、保密性和道德性

C. 语言的规范性、道德性和艺术性

D. 语言的规范性、情感性和艺术性

E. 语言的规范性、情感性和保密性

38. 在进行沟通时,影响沟通并使对方产生不信任感的行为是(　　)

A. 两眼注视对方　　　　B. 全神贯注地倾听　　　　C. 言语简单明确

D. 妄加评论对方所谈内容　　E. 倾听中特别注意对方的"弦外音"

39. 下列属于非语言沟通的是( )

    A. 演讲   B. 表情   C. 电话   D. 谈话   E. 网络

40. 护士对出院患者的送别语言不妥的是( )

    A. 请多保重   B. 注意休息   C. 欢迎再次光临

    D. 定期复查   E. 按时吃药

41. 不利于护患之间进行有效沟通的因素是( )

    A. 适当的沉默   B. 自我开放   C. 有礼貌的称呼

    D. 尽早作出结论   E. 有针对性的解释

42. 小儿哭闹不安时可采用的沟通技巧是( )

    A. 耐心倾听   B. 保持沉默   C. 轻轻触摸

    D. 适当恐吓   E. 不予理睬

43. 促进有效交流的行为是( )

    A. 适当的保证   B. 试探性提问   C. 较早的劝告

    D. 批评性判断   E. 随时改变话题

44. 某产妇在分娩过程中痛苦不安、大声叫喊,护士最好采用哪种沟通方式( )

    A. 耐心倾听   B. 真诚地安慰   C. 亲切抚摸

    D. 保持沉默   E. 严厉地制止

45. 护士在给患者进行治疗操作前,首先应该( )

    A. 解释操作目的   B. 征得患者的同意   C. 指导患者配合

    D. 安慰患者,避免紧张   E. 感谢患者的合作

46. 下列哪项不属于护士为患者做完操作后使用的语言( )

    A. 解释操作目的   B. 询问患者的感觉   C. 交代注意事项

    D. 询问患者有何需求   E. 感谢患者的合作

47. 患者不愿陈述的内容不追问,符合护士语言用语中的( )

    A. 规范性   B. 客观性   C. 尊重性   D. 情感性   E. 保密性

48. 符合护士语言礼仪要求的是( )

    A. 将病情对患者直言相告   B. 为安慰患者而事事承诺

    C. 患者不愿意说的事应设法弄清   D. 对患者致谢或致歉应及时真诚

    E. 将患者的隐私告诉他人

49. 下列不符合护士仪容仪表规范的是( )

    A. 容貌以自然美为主,可着淡妆   B. 长发梳理整齐自然下垂

    C. 不戴戒指、手链等饰物   D. 不使用过浓的香水

    E. 不穿响底工作鞋

50. 护士不规范的站姿是( )

    A. 头正颈直、挺胸收腹   B. 两肩平齐、外展放松

C. 立腰提臀、重心上提 　　　　　D. 两腿并拢、倚门而立

E. 两手自然交叉握于腹部

51. 护士持治疗盘时双手握托治疗盘,肘关节应呈(　　)

A. 60° 　　B. 90° 　　C. 120° 　　D. 150° 　　E. 180°

52. 小陈是患者严某的责任护士,但第一次交流就失败,失败的原因可能是(　　)

A. 表情沉着、从容 　　　　　B. 在患者吃饭前进行交谈

C. 热情介绍自己 　　　　　D. 选择一个安静的环境进行交谈

E. 仪表大方、整洁

53. 语言沟通的主要媒介是(　　)

A. 表情 　　B. 眼神 　　C. 文字 　　D. 手势 　　E. 姿势

54. 影响人际沟通效果的环境因素是(　　)

A. 沟通者情绪烦躁 　　　　　B. 沟通者听力障碍

C. 沟通双方距离较远 　　　　　D. 沟通双方信仰不同

E. 双方价值观不同

55. 影响人际沟通的隐秘性因素是指(　　)

A. 沟通场所阴暗 　　　　　B. 沟通双方距离较远

C. 沟通者一方情绪悲哀 　　　　　D. 沟通者一方性格内向

E. 沟通过程中有其他人员在场

56. 影响舒适的人际关系环境因素是(　　)

A. 体位不当 　　B. 活动受限 　　C. 护患关系 　　D. 角色改变 　　E. 身体不洁

57. 下列哪项不是沟通的基本因素是(　　)

A. 信息的发送者和接受者 　　B. 信息的内容 　　　　　C. 沟通的背景

D. 沟通的方式 　　　　　E. 信息反馈过程

58. 导诊护士迎接新患者所采取的合适距离为(　　)

A. 熟人距离 　　　　　B. 亲密距离 　　　　　C. 社交距离

D. 公众距离 　　　　　E. 距离越远越好

59. 在护患交谈中,如果护士希望得到更多、更真实的患者信息,可采用的最佳沟通技巧
是(　　)

A. 阐释 　　B. 核实 　　C. 重述 　　D. 提问 　　E. 沉默

60. 交流时使用熟人距离的是(　　)

A. 查体 　　　　　B. 安慰 　　　　　C. 解释护理操作

D. 演讲 　　　　　E. 上课

61. 护士对临终患者进行安抚时应应用(　　)

A. 熟人距离 　　　　　B. 亲密距离 　　　　　C. 社交距离

D. 公众距离 　　　　　E. 距离越远越好

62. 在沟通结束阶段不正确的行为包括(   )

    A. 对患者的合作表示感谢 　　　　　 B. 核实记录的准确性

    C. 简单总结交流的内容 　　　　　　　 D. 预约下次交流的时间

    E. 问患者"关于疾病您还有什么希望了解的吗?"

63. 下列哪些提问方式属于封闭式问题(   )

    A. 您肚子疼吗 　　　　　　　　　　　 B. 您这一段时间饮食状况如何

    C. 您最近心情怎样 　　　　　　　　　 D. 您腹痛时是什么感觉

    E. 您认为造成您头晕的原因是什么

64. 介绍时建立护患关系的主要技巧是(   )

    A. 说明建立护患关系的意义

    B. 告知患者权利和义务

    C. 做好入院介绍

    D. 建立第一印象,消除陌生感,建立信任感

    E. 说明为患者提供服务的内容

65. 护理工作中的人际关系中最重要的是(   )

    A. 医护关系 　　　　　 B. 护患关系 　　　　　 C. 护际关系

    D. 师生关系 　　　　　 E. 医患关系

66. 在护患交谈过程中,为了给自己提供思考和观察的时间,护士可采用的最佳沟通技巧是(   )

    A. 倾听 　　　 B. 核实 　　　 C. 鼓励 　　　 D. 沉默 　　　 E. 患者重述

67. 在护理交谈中,移情是指护士(   )

    A. 同情患者 　　　　　 B. 怜悯患者 　　　　　 C. 鼓励患者

    D. 表达自我感情 　　　 E. 理解患者感情

68. 在倾听技巧中,哪项是不可取的(   )

    A. 全神贯注 　　　　　　　　　　　　 B. 集中精神

    C. 双方保持合适的距离 　　　　　　　 D. 用心听讲

    E. 不必保持目光的接触

69. 只用"是"或"不是"就能回答的问题,属于(   )

    A. 一般性问题 　　　　 B. 特殊性问题 　　　　 C. 封闭式问题

    D. 开放式问题 　　　　 E. 以上都不是

70. "您能说说这次发病的原因吗?"属于(   )

    A. 一般性问题 　　　　 B. 特殊性问题 　　　　 C. 封闭式问题

    D. 开放式问题 　　　　 E. 以上都不是

71. 护士用不同的说法将患者所说话的言外之意表达出来,属于(   )

    A. 合适 　　　 B. 改述 　　　 C. 澄清 　　　 D. 总结 　　　 E. 反映

72. 倾听过程不正确的是(　　)

    A. 集中精力　　　　　　　　　　B. 肯花时间倾听

    C. 注意听出弦外音　　　　　　　D. 注意非语言沟通

    E. 关注对方说话时的语音、语速

73. 书面语言沟通主要应用于(　　)

    A. 安慰患者　　　　　　　　　　B. 了解患者睡眠情况

    C. 了解患者排泄情况　　　　　　D. 了解患者饮食情况

    E. 进行健康宣教

74. 与患者交谈时,可促进有效沟通的行为是(　　)

    A. 当患者出现错误时及时纠正

    B. 在交谈过程中始终保持沉默

    C. 在人员嘈杂的环境中与患者交谈

    D. 不随意打断患者的谈话

    E. 严格按自己拟定的提纲进行谈话

75. 可促进有效沟通的行为是(　　)

    A. 及时核对听到的信息　　　　　B. 四处张望

    C. 看表　　　　　　　　　　　　D. 站着与卧床患者交谈

    E. 谈话中途做其他事情

76. 对治疗性沟通的理解正确的是(　　)

    A. 治疗性沟通就是一般性沟通

    B. 治疗性沟通是护患双方围绕与健康有关的内容进行的交流

    C. 治疗性沟通是医生为患者实施的治疗措施

    D. 是护患双方随意进行交谈

    E. 护患沟通是以护士为中心进行的

77. 在沟通进行阶段应注意(　　)

    A. 可一次性提多个问题　　　　　B. 尽量使用医学术语以表达准确

    C. 谈话只能由医护人员引导　　　D. 交谈只能由患者引导

    E. 一次只提一个问题

78. 沟通技巧中不正确的"参与"做法是(　　)

    A. 在交谈中适当点头　　　　　　B. 表达自己的观点

    C. 对事情做出自己的判断　　　　D. 问患者"换句话说,您是想……"

    E. 迅速向患者作保证

79. 不正确的倾听技巧是(　　)

    A. 注意力集中,认真听讲

    B. 适当保持眼神的接触

    C. 双方的距离以能看清对方的表情为标准

    D. 使患者处于仰卧位

    E. 轻声说话以能听到为宜

80. 患者出院时,护士不妥的语言是(　　)

    A. 欢迎再来　　　　　　　　B. 注意饮食　　　　　　　　C. 适当休息

    D. 按时复查　　　　　　　　E. 按时服药

81. 不属于护患交谈开始阶段护士应做的是(　　)

    A. 礼貌性称呼患者

    B. 主动介绍自己

    C. 创造一个无拘无束的交谈气氛

    D. 为患者提供安静和"隐秘性"环境

    E. 向患者介绍交谈的目的和大致需要的时间

82. 下列哪项患者的陈述需要护士进一步澄清(　　)

    A. 我每天只吃少许盐

    B. 我每天晚餐后散步 1 小时,已经坚持 3 年了

    C. 我每天抽 1 包烟,抽了 15 年了

    D. 15 年来,我每天都喝 2 两 60 度的白酒

    E. 这次住院所花费用比我的预算多出了 500 元

83. 下列哪项不属于护患沟通技巧(　　)

    A. 交谈　　　　　　　　　　B. 开放式提问　　　　　　　C. 沉默

    D. 非语言沟通　　　　　　　E. 行为训练

84. 患者因疾病感到紧张无助时,护士应该应用(　　)

    A. 规范性语言　　　　　　　B. 情感性语言　　　　　　　C. 保密性语言

    D. 日常护理语言　　　　　　E. 道德性语言

85. 患者不愿陈述的内容不追问,符合护士语言用语中的(　　)

    A. 规范性　　　　　　　　　B. 客观性　　　　　　　　　C. 尊重性

    D. 情感性　　　　　　　　　E. 保密性

86. 对于痛苦、悲观失望的患者,护士应给予的护理措施最恰当的是(　　)

    A. 如实告诉患者的病情很不乐观,并表示同情

    B. 告知患者目前的医疗技术无能为力,但会争取

    C. 给予理解和同情,鼓励患者疏泄抑郁和烦恼

    D. 遵医嘱应用相应药物,如镇静药、兴奋药等

    E. 尽量少与患者沟通,以免引起麻烦

87. 握手时双方的距离应该为(　　)

    A. 0.5 米左右　　　　　　　B. 1 米左右　　　　　　　　C. 2 米左右

D. 2.5 米左右　　　　　　E. 3 米左右

88. "己所不欲,勿施于人"体现了礼仪的(　　)

A. 敬人原则　　　　　　B. 宽容原则　　　　　　C. 自律原则

D. 诚信原则　　　　　　E. 从俗原则

89. "十里不同风,百里不同俗"体现了礼仪的(　　)

A. 通用性　　　　　　　B. 差异性　　　　　　　C. 针对性

D. 实践性　　　　　　　E. 通用性

90. 最好的社交工具是(　　)

A. 微笑　　B. 握手　　C. 鞠躬　　D. 脱帽　　E. 拥抱

A₂ 型题:

1. 患者,男性,50 岁,小学文化,胃癌术后第一天。护士在早上查房时准备对患者进行健康教育。患者感到伤口阵阵疼痛,心情烦躁,对健康教育内容毫无兴趣,护士最终不得不终止。影响此次护患沟通失败的因素是(　　)

A. 患者伤口疼痛　　　　　　　　B. 患者文化程度低

C. 有其他人员在场　　　　　　　D. 教育内容不合适

E. 患者年龄较大

2. 患者,男性,67 岁,患高血压病 15 年,本次因血压控制不好入院治疗。适用于该患者的护患关系模式为(　　)

A. 指导型　　　　　　　B. 被动型　　　　　　　C. 共同参与型

D. 指导-合作型　　　　　E. 主动-被动型

3. 患者,男性,因糖尿病入院治疗,现准备出院,管床护士正在为其进行出院前的健康指导。此时护患关系处于(　　)

A. 准备期　　B. 初始期　　C. 工作期　　D. 结束期　　E. 熟悉期

4. 患者,女,55 岁,肺炎康复期。患者清晨告诉护士:"我昨晚做噩梦没睡好,现在头有点痛,心情不好,我想……"判断护患双方沟通的层次是(　　)

A. 礼貌性沟通　　　　　　B. 分享个人想法　　　　　　C. 陈述事实

D. 分享感觉　　　　　　　E. 一致性的沟通

5. 患者,男性,49 岁,有高血压,每日摄盐较多。护士通过收集资料了解到该患者存在知识缺乏,并为其制订护理计划,此时护士与患者处于护患关系发展时期的(　　)

A. 协作期　　　　　　　B. 工作期　　　　　　　C. 亲密期

D. 解决期　　　　　　　E. 结束期

6. 患者,男性,55 岁。患鼻咽癌,进行放疗。护士询问患者"你对放疗有什么想法?"这一问题属于(　　)

A. 主观问题　　　　　　B. 半开放式问题　　　　　　C. 开放式问题

D. 封闭式问题　　　　　E. 非指导性问题

7. 患者,男性,86岁,因肺炎入院治疗。患者听力严重下降,护士在与其沟通过程中哪项做法不妥(　　)

    A. 可以通过触摸加强沟通的效果

    B. 让患者看见护士的面部表情和口形

    C. 进行适当的小结

    D. 用手势和面部表情辅助信息的传递

    E. 让患者用点头或摇头来回答问题

8. 患者,女性,82岁,肿瘤晚期。患者全身极度衰竭,意识有时模糊。为安慰患者,护士与其交流时应使用的距离是(　　)

    A. 亲密距离　　　　　　B. 礼交距离　　　　　　C. 熟人距离

    D. 工作距离　　　　　　E. 演讲距离

9. 患者,女,25岁,因胃、十二指肠溃疡住院治疗。患者入病区因环境陌生有些紧张,护士首先应使用(　　)

    A. 迎送性语言　　　　　B. 指导性语言　　　　　C. 安慰性语言

    D. 招呼性语言　　　　　E. 礼节性语言

10. 患者,男,77岁。因心力衰竭入院。目前吸氧、药物治疗。老人听力略有下降,牙齿完全脱落,语言清晰度下降。与老人沟通时不适当的做法是(　　)

    A. 将患者关键的话予以复述

    B. 护士对自己的话语适当地重复

    C. 尽量用开放式问题进行提问

    D. 注意目光交流

    E. 运用手势、触摸给患者反馈

11. 手术前一天,护士到患者床前巡视,发现她情绪低落,便问道:"苏小姐,您好像心情不太好?"患者回答说:"我担心明天的手术。"此时,护士的最佳反应是(　　)

    A. 保持沉默

    B. 悄然离开病房

    C. 对患者说"您不必担心,手术一定会成功的。"

    D. 对患者说:"您能告诉我您担心的问题是什么吗?"

    E. 对患者说:"如果您不去想,你的心情很快就会好起来的。"

12. 护士小陈是患者李某的责任护士,但第一次交谈就失败了,请分析以下哪一个因素是造成其失败的原因(　　)

    A. 表情沉着、从容

    B. 在患者吃饭前进行交谈

    C. 热情介绍自己

    D. 选择一个安静环境进行交谈

E. 仪表大方、整洁

参考答案

A₁ 型题答案：

1. C	2. C	3. B	4. D	5. D	6. B	7. D	8. E	9. B	10. D
11. D	12. B	13. E	14. D	15. C	16. C	17. E	18. C	19. A	20. E
21. A	22. C	23. D	24. B	25. C	26. A	27. E	28. A	29. B	30. A
31. C	32. D	33. A	34. C	35. B	36. B	37. E	38. D	39. B	40. C
41. D	42. C	43. A	44. C	45. A	46. A	47. C	48. D	49. B	50. D
51. B	52. B	53. C	54. C	55. E	56. C	57. D	58. C	59. D	60. C
61. B	62. E	63. A	64. D	65. B	66. D	67. E	68. E	69. C	70. D
71. B	72. E	73. E	74. D	75. A	76. B	77. E	78. E	79. D	80. A
81. D	82. A	83. E	84. B	85. C	86. C	87. B	88. C	89. B	90. A

A₂ 型题答案：

1. A	2. C	3. D	4. D	5. B	6. C	7. C	8. A	9. A	10. C
11. D	12. B								